一个医生的序言（二）

郎景和　著

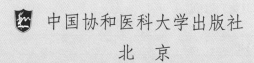

中国协和医科大学出版社

北　京

图书在版编目（CIP）数据

一个医生的序言. 二 / 郎景和著. —北京：中国协和医科大学出版社，2023.9

ISBN 978-7-5679-2240-2

Ⅰ.①一… Ⅱ.①郎… Ⅲ.①医学伦理学 Ⅳ.①R-052

中国国家版本馆CIP数据核字（2023）第153831号

一个医生的序言（二）

著　　者：郎景和
责任编辑：张　凌　孙雪娇
封面设计：邱晓俐
责任校对：张　麓
责任印制：张　岱

出版发行：**中国协和医科大学出版社**
　　　　　（北京市东城区东单三条9号　邮编100730　电话010-65260431）
网　　址：www.pumcp.com
经　　销：新华书店总店北京发行所
印　　刷：北京联兴盛业印刷股份有限公司
开　　本：710mm×1000mm　　1/16
印　　张：20.5
字　　数：250千字
版　　次：2023年9月第1版
印　　次：2023年9月第1次印刷
定　　价：98.00元

ISBN 978-7-5679-2240-2

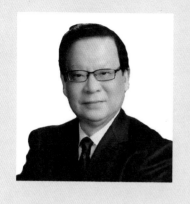

郎景和，1940年4月出生于吉林，1964年毕业于白求恩医科大学，之后即在中国医学科学院北京协和医院工作至今。现为中国工程院院士，北京协和医院妇产科名誉主任、教授、博士生导师。

1984年、1985年赴挪威、加拿大研修妇科肿瘤及妇科显微外科。1986—1993年任北京协和医院副院长。1993—2015年任北京协和医院妇产科主任。现为北京协和医院妇产科名誉主任，中华医学会常务理事、妇产科分会前主任委员，《中华妇产科杂志》总编辑，中国医师协会妇产科分会会长，并受聘多所大学的名誉教授和客座教授。还是国际欧亚科学院院士，亚太地区妇科内镜协会主席（2015—），欧洲妇科内镜协会常务理事（2016—），美国妇科腹腔镜医师协会常务理事（2017—），美国妇产科学院荣誉院士，英国皇家妇产科学院荣誉院士、法国国家妇产科学院荣誉院士等。

从事妇产科医疗、教学、科研六十年，临床经验丰富，技术全面。对子宫内膜异位症发病机制进行研究，提出"在位内膜决定论"和"源头治疗说"；关于卵巢癌淋巴转移的研究及对妇科内镜手术、子宫颈癌防治、女性盆底障碍性疾病的诊治及基础研究均有突出贡献。获国家科技进步奖、卫生部科技进步奖、教育部科技进步奖、中华科技进步奖、华夏奖及北京科技奖等20项，并荣获2004年度何梁何利科技进步奖、2005年北京市劳动模范、全国五一劳动奖章、全国高校教学名师及北京协和医学院杰出终身教授等荣誉称号。

发表学术论文600余篇，主编（译）著作30余部，个人专著30余部。

自 序
preface ■————

10来年前，我写了一本《一个医生的序言》（以下简称"序言"），该书反响还不错。虽然常说序言是为他人作嫁衣，但这就好比一个人很好，如果其衣裳、嫁妆也很好，那也是裁缝的一番心思和手艺啊，自然也是令人欣慰的。

我一直认为写序是一个很有意思、很有意义的事情，不仅是为推荐或推介一本书，而且是和作者与读者一道来欣赏、回味这部书。我通常是要把这部书浏览一遍，知晓它的基本内容，然后再看一点相关的资料，比较它与别的书有什么不同，有什么特点，有什么可取之处，以及还有什么不足之点。然后再发表一点议论，发表一点感想，乃为序——显然这是一种讨论问题的机会和方式。这甚至使我想起，20世纪两位伟大的人物梁启超和蒋百里互相作序的故事。

所以，我以为，作序是学习，作序是交流，更是共同求索。

这是继第一部"序言"之后的一些新的序言。我们可以看出，在这一时期科学的进步、专业的发展，都是很令人激励、鼓舞的！从中，我们可以一起回顾这段并不漫长的历史，和我们在其中所付出的艰辛；也显示出，我们对医学发展与人民健康的共同守望、期望和展望。

与上一部"序言"略有不同的是，在这一部里，我还增添了一些除序言以外的较为重要的讲演、专论等，多半是没有在其他书籍里发表过的。放在这里是想增加本书的学术性、可读性，这些文章针对肿瘤、子宫内膜异位症、盆底功能障碍性疾病和女性发育畸形等重要问题的一些重要观点，对读者应该是有裨益的，特别是一些医学人文的论述，包括我自己的人文始源，于今尤有必要。这些文章尽管不算序言，也算是有感而发的"絮言"吧。

诗人诺瓦利斯说：哲学是一种乡愁。我们在回顾、探讨医学科学发展时，都会带有一种浓厚的"回乡"情愫。在书中、在序中记录的正是回乡的脚步，深切的、眷恋的印迹。我们也会陡然地领悟——哲学始源于医学，医学归隐于哲学。

感谢王姝博士、邱琳博士、杨华博士、李玲博士等给予的帮助，感谢张凌社长和编辑团队的辛勤劳动！

郎景和

2022年春

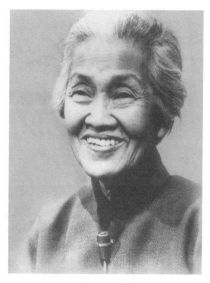

永远纪念林大夫　永远学习林大夫

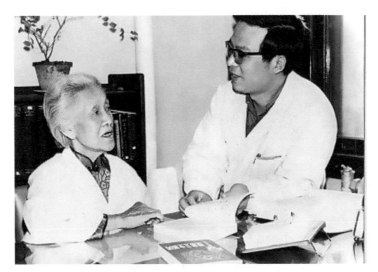

林巧稚大夫与郎景和，摄于1981年

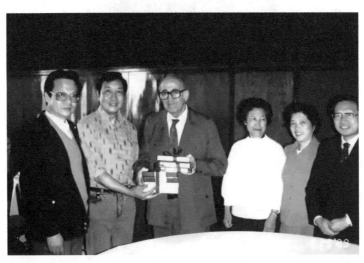

1982年出版内镜专著（左起：郎景和、吴葆桢、菲利普斯、连利娟、何翠华、陆召麟）

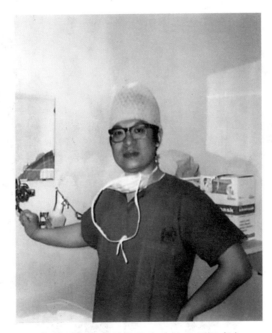

郎景和在挪威镭锭医院（摄于1985年）

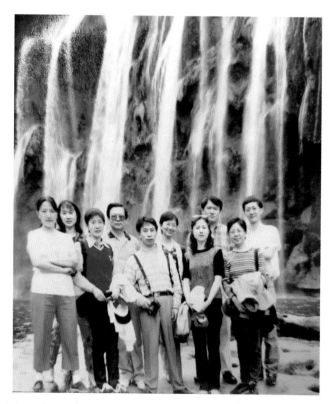

2001年郎景和与业界同仁参加第一届子宫内膜异位症学术会议（前排左起：卜静仪、杨佳欣、谭先杰、朱兰、丁晓曼；后排左起：付晨薇、郎景和、冷金花、沈铿、钟森）

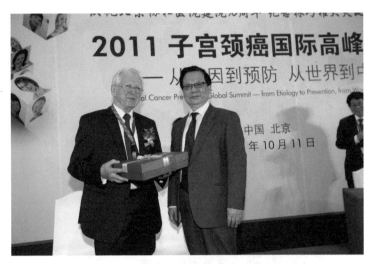

郎景和参加2011年10月于北京召开的"2011子宫颈癌国际高峰论坛",左为2008年诺贝尔生理学或医学奖获得者、德国科学家楚尔·豪森

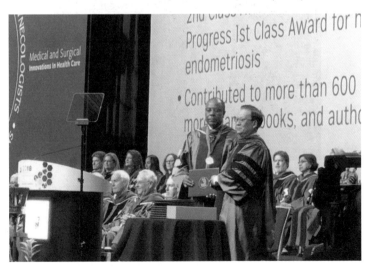

郎景和受聘美国妇产科学院（ACOG）荣誉院士（2018年）

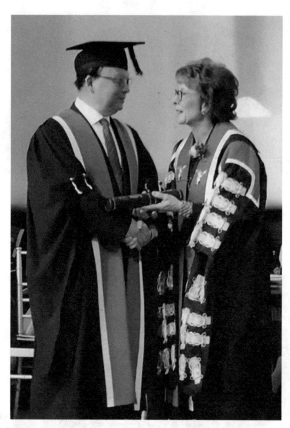

郎景和受聘英国皇家妇产科学院（RCOG）荣誉院士
（2018年）

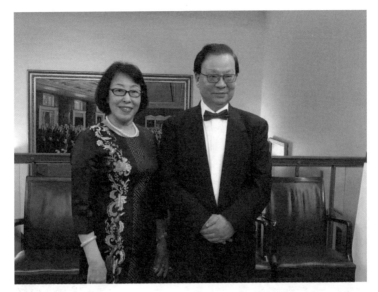

郎景和夫妇参加英国皇家妇产科学院（RCOG）受聘院士典礼（2019年）

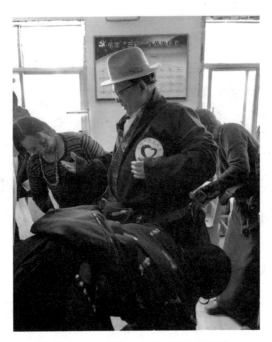

郎景和在四川阿巴藏区，摄于2018年

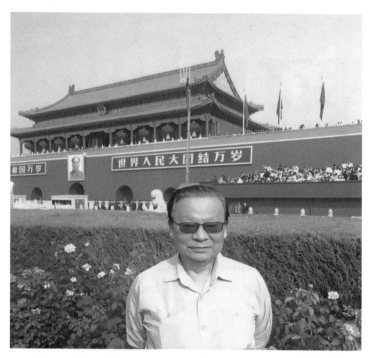

郎景和于2019年参加国庆观礼

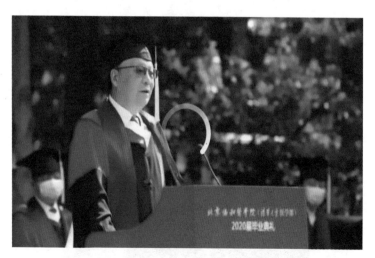

郎景和在北京协和医学院2020年毕业典礼上发言

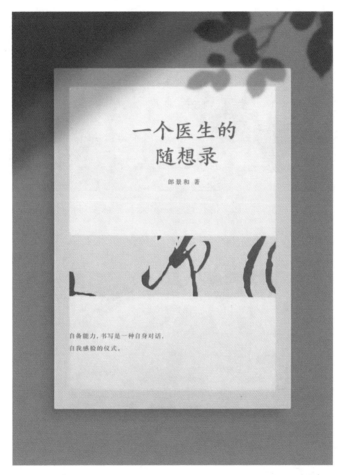

郎景和著《一个医生的随想录》，该书于2022年3月出版

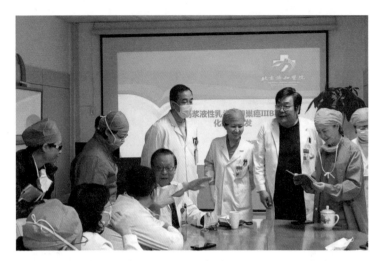

讨论是严肃的，也是愉快的——郎景和与科室同仁讨论交流

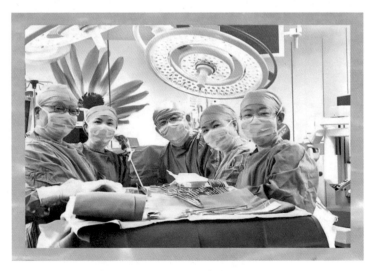

郎景和（左一）与同事在手术台上

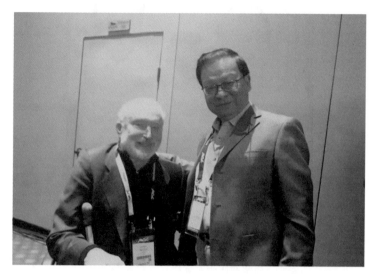

郎景和与 Harry Rich 教授学术会议间隙合影

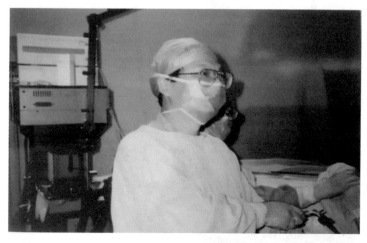

郎景和在操作内镜开展微创手术

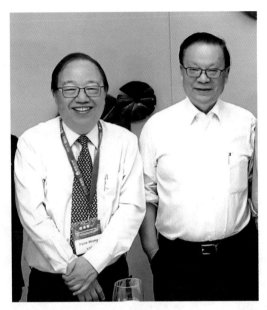

郎景和院士与黄胡信教授合影

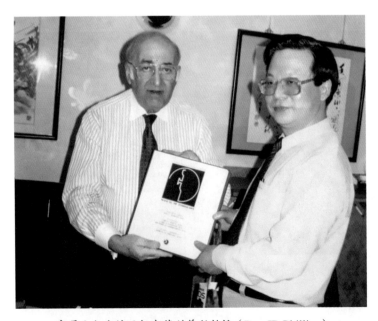

郎景和与内镜开拓者菲利普斯教授（Pro. JD Phillips）

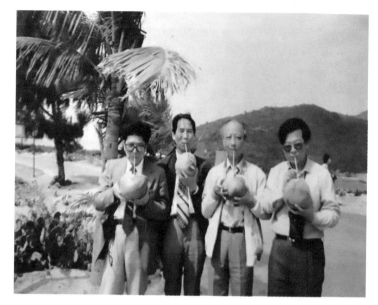

开会之余（左起：陈涤霞、卞度宏、江森、郎景和）

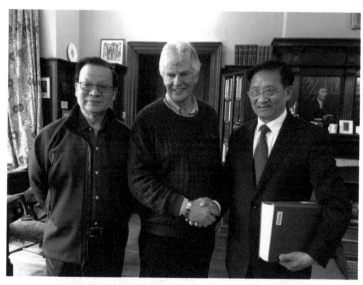

英国伦敦牛津大学威廉·奥斯勒故居/展览馆

（左一：郎景和；左二：英国牛津大学泌尿科主任、威廉·奥斯勒展览馆馆长，Pro.
Devid；左三：中国医师协会会长张雁灵）

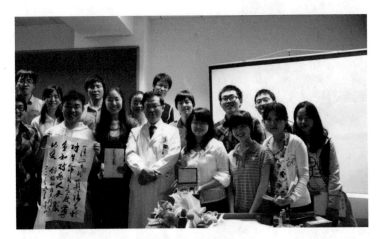

郎景和与北京协和医学院学生

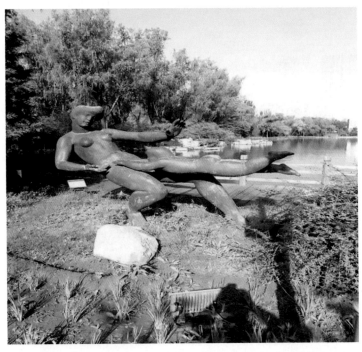

图片摄于北京会议中心一角，雕塑"母与子"深情款款

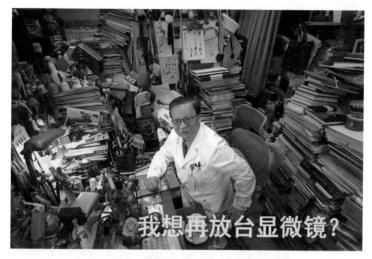

摄于郎景和书屋

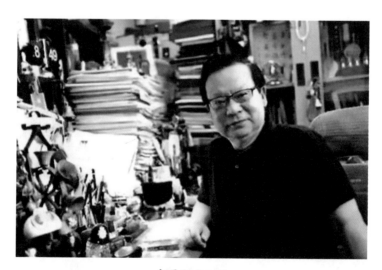

郎景和办公室

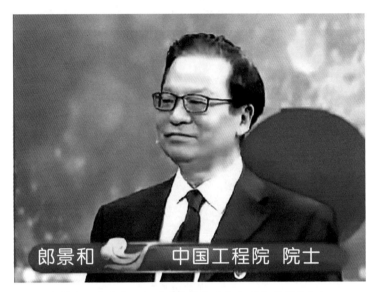

郎景和做客北京卫视《养生堂》介绍妇科相关科普知识

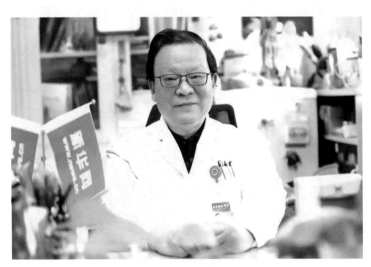

郎景和接受新华网采访

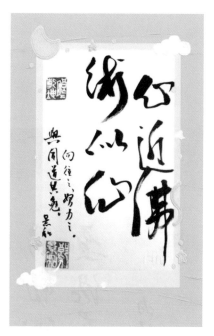

郎景和书法创作 《心近佛 术似仙》

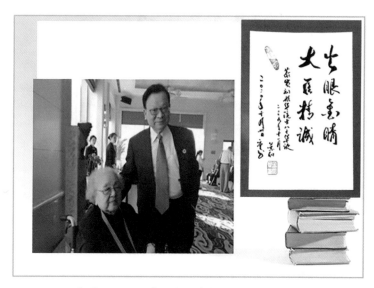

郎景和院士与著名病理学家刘彤华院士合影

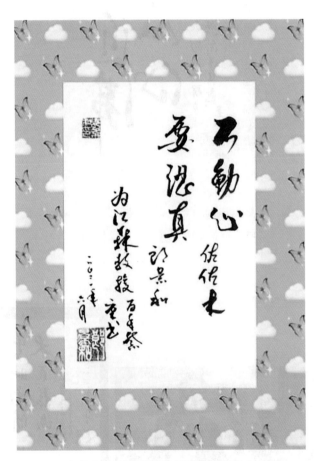

郎景和为江森教授百年诞辰作的祭文

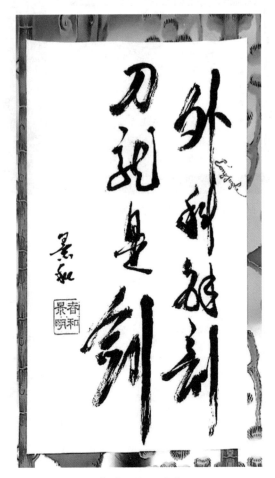

郎景和书法创作

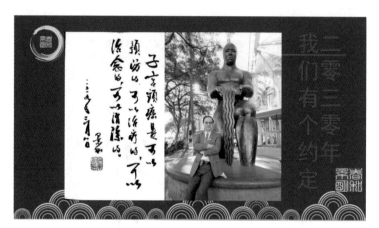

郎景和书法创作表达了对战胜子宫颈癌的信心

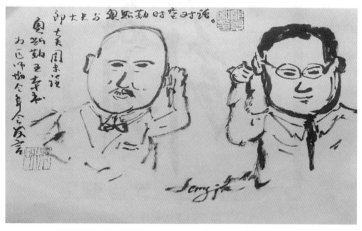

郎景和的漫画《郎大夫与奥斯勒时空对话》

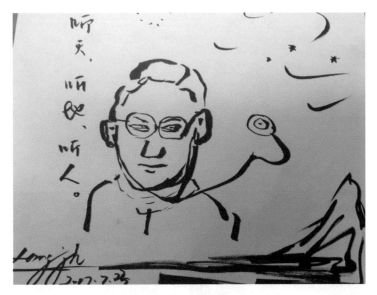

郎景和自画像

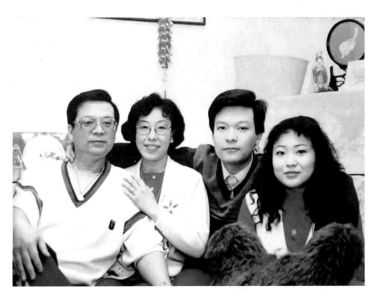

郎景和与妻子和儿女合照

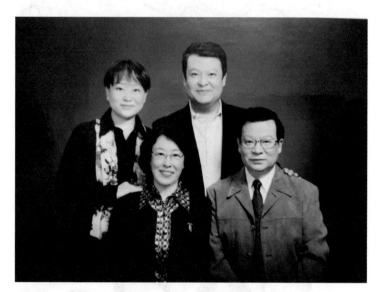

郎景和与妻子和儿女合照

目 录
contents ■

第一篇　关于专业与学术

第二篇　关于医学与人文

第三篇　关于对话与讨论

后记

第一篇
关于专业与学术

解剖学是临床医学的基础

　　我们非常荣幸地参加由钟世镇院士任名誉总主编，丁自海、王曾涛教授任总主编的"钟世镇现代临床解剖学全集"之分册——《妇产科临床解剖学》的编撰工作，我们诚笃地认为这是一项神圣的任务。

　　作为外科系统的妇产科医生，应该从肤浅的一般解剖认识上升到临床解剖学或应用解剖学研究；从解剖学到功能学的保护、恢复与重建的考虑；从希波克拉底"请你不要损伤"的箴言到深刻理解微创观念与微创原则。于是，当我们以这种指导思想审慎作业时，则禁不住产生对临床解剖学及相应研究的开拓者钟世镇院士的由衷敬意，并增添了编写工作的信心。

　　解剖学是对人体认识的医学基础，更是外科手术的行动指南。20世纪50年代，天津柯应夔教授在全国22个省、直辖市、自治区39个医疗单位，主持收集了20个民族的女性骨盆资料，完成了形态和各径线测量及生理常数值测定。这对人类学、产科骨盆检查测量方法、径线标准以及分娩处理都有重要价值。这一工作在20世纪初又由王淑雯与邱琏教授得以继承和发展（《中国女性骨盆图集》，2003年出版）。2001年，钟世镇院士任总主编的"现代临床解剖学"丛书出版，《妇产科临床解剖学》系由山东省苏应宽教授主持的，并有原林、王兴海主编的《妇产科临床解剖学图谱》相随，可以认为是最系统、最全面的解剖学专著。正是有这些卓越工作的基础，我们得以再版这部分册。近年，妇产科临床学和其他学科一样有了长足进步和崭新变化，如内镜技术广泛应用，已经成为21世纪妇产科医师的必备技能；女性盆底学建立和发展，新生了许多现代盆底重建手术；外阴阴道手术又重新受到重视；生殖道癌瘤的手术更趋于个体化、人性化，保留生理和生育功能（以保留子宫的子宫颈根治性切除，即Darget手术和保留盆腔自主神经的根治性手术为代表）的手术受到青睐；介入治疗成为妇产科医师和影像科医师的合作技术；影像技术如断层解剖和数字化影像明显地增强了医生的透视性定位、定缘及判定、治疗能力。凡此，都对我们妇外科医生提出了关于临床解剖观念理解与应用掌握的更高更新要求，也需要我们临床医生与解剖学家、影像及介入技术专家更好更密切地合作。正如这部书是多学科合作的产物一样，临床解剖学又推动了各学科的合作与发展。

再版编著这一分册时，我们也无限深情地怀念苏应宽教授。苏老是妇产科前辈，我们有师生之谊，也是忘年之交。再版时，原则上尊重上版作者及其工作，只有个别老作者没有联系上或由于其他原因未参与其中。当然，我们增加了许多新的作者，特别是中青年学者，使得这本书更加具有活力。

手术是在有血有肉的活的生命机体上实施的，外科医生有机会实施这种解剖，庄严而神圣！外科解剖刀就是剑。我们要把自己的生命精华都调动起来，倾力锻造，把自己练就熔铸进这把剑里。

（本文摘自由郎景和、张晓东主编的《妇产科临床解剖学》

前言，该书于2009年出版。）

精心医疗实践，提高诊疗水平

——妇产科的诊治陷阱和对策

在妇产科的临床诊断治疗中，从来没有完全正确的乌托邦，但是，我们必须高度重视避免诊治的陷阱，最大限度地保障病人的安全。

为什么会出现陷阱？如何避免陷入？怎样绕开误区？减少误诊、漏诊，预防并发症，降低患病率和死亡率，正确认识诊治中出现的问题，精心制定策略、审慎采取措施就是本文要阐述的内容。

一、诊治多深渊，步履如薄冰

医学有两大特点：局限性和风险性。医学是研究人类或人体自身的生命科学，而人类/人体的未知数最多。风险性在于临床医学是在活的人体上施行检查、诊断和治疗的，多数是有创的。诊断的风险是误诊、漏诊与创伤；用药的风险是不良作用、剂量耐受差异和过敏；手术风险是麻醉、出血、损伤、感染等并发问题。医学的局限性在于认知的局限，对人体最基本认识的解剖学肇始于16世纪。医学的局限性还在于方法的局限，100年前没有输血、没有抗生素、没有真正的麻醉。而认知总是相对的，或者是片面的，有时是错误的，正如美国哲学家罗蒂（Richard Rorty，1931—2007）所说，真理不过是我们关于什么是真的共识，我们关于什么是真正的共识，不过是一种社会和历史的状态，而并非科学和客观的准确性。因此涉及临床诊治的差误几乎是难免的。一项调查表明总的误诊率可达30%（特别是在门诊，故有学者认为不应有"门诊误诊率"一词，因为门诊只是全面检查诊断的过程或阶段），特别是传染病、肿瘤、结核、子宫内膜异位症等。诚然，经过入院后全面深入检查、会诊或有经验医生的处理，应使误诊率降至10%以下。亦应强调，即便诊断不完全准确，但处理的大致方针适宜可行也是难能可贵的。

治疗策略和方法上的局限性或历史阶段性问题屡见不鲜，典型的事例是1949年诺贝尔生理学或医学奖获得者莫尼兹（Egas Moniz，1974—1955，葡萄牙）提出的前额叶脑白质切除术治疗躁狂症神经病，1942—1952年有万余名患者接受手术出现严重并发症，才不得不停止这种治疗。妇产科学历史也有两个悲剧：一是妊娠期应用己烯雌酚造成的所生女婴后来罹患阴道腺病，或发展为阴道透明细胞癌；二是应用"反应停"（沙利度胺）而致短肢畸形（海豹胎）。这些诊治在当时都被认为是合理或正确的，无人质疑、约定俗成。随着时间的推移，问题得以暴露，才发现原来的治法或措施是不适宜的，甚至是错误的。也许无须追究或难以确认谁是始作俑者，我们共同咽下这些苦果，而记得它们不可复至。诚如不去采摘美丽而又有毒的蕈类，因为曾为此付出过沉重的代价和惨痛的教训。

二、重视病史询问和物理学检查，正确认识实验和技术应用

回顾现代医学的发展和成就，可以认为，一百年以前，医学的重点是对人体的认识；一百年以来，医学的突破是对疾病的认识。近年又有医学模式的变化，即从经验医学转为实验医学。又有两个特征凸显：一是强调寻求证据，以证据行事，所谓循证医学；一是新技术、新方法的涌现，可谓层出不穷，应接不暇。讲究循证固然是不错的，强调证据是为了更好的临床实践，决策也基于证据，但证据还不是决策，决策还要有其他的考量因素，如资源、

法律、经济等社会因素，以及伦理、道德、价值等人文因素。临床经验是证据的来源，有时甚至是实践和决策唯一能够依靠的证据。一个没有临床经验的人，即使十分熟悉证据，依然没有办法给人看病。一个有证据，又有经验的人，如若不考量或忽视其他社会与人文因素，也难以达到理想的诊治效果，甚至出现医患纠纷。

现今，医学发展快速，技术繁复先进。却应特别重视病史询问和普通的体格检查，"事实上，50%以上的病例能够从病史中得到初步诊断和诊断线索，30%的病例单纯通过体检可以得到诊断，而单纯通过化验检查得到诊断的不过20%"（张孝骞）。所以，"临床医生一定要永远走到病人床边去，做面对面的工作，单纯地或仅仅依赖于检验报告做医生是危险的"（林巧稚）。

我们要结合病史、症状、体征、体格检查，参考各种仪器检查、实验室化验（包括先进的检验），全面分析，方可下诊断、作结论、定处理。因为辅助检查技术本身技能也会不完善，对于诊治的知识也会不充分，对技术的认识和掌握也会不适宜。这些都可能造成误诊、误治。我们要正确认识、正确对待、正确理解、正确应用新技术。

三、培养正确的思维观念和思维方法，强化人文意识和哲学理念

正确的诊断和处理来源于正确的决策，正确的决策来源于正确的思维观念和思维方法。在考虑制定决策时，正确的思维观念和思维方法可以使我们避免陷入误区。常见的思维误区如主观性和随意性、盲目性和偏向性、局限性和悖背性、机械性和乏辨性、纯科学性和非人文性……凡此种种，常使医生思想僵化，认识片面，发生诊治错误。

在讨论思维观念和方法时，一个重要的原则是理论联系实际，特别是青年医生要把书本上或上级医师理论讲述的在实践中加以印证，转化为自己的经验和技能，须知"书本上典型的描述却是临床上最不典型的"。比如常见的异位

妊娠，临床表现的描述是停经、阴道流血和腹痛三大症状，但在门急诊所遇到的异位妊娠，30%无明确停经史，10%～20%没有明显的腹痛；阴道流血可以是少量的、不规则的。有经验的医生要想到异位妊娠，敏锐的医生会捕捉到有意义的病史和不典型的症状，进而做相应的检查、考虑和处理，如果只是机械地对照教科书"对号入座"，有人估计异位妊娠的误诊率可高达40%。

在避免陷阱的对策中，必须强调医学或医疗中的人文化，敬畏生命、敬畏医学、敬畏病人。一方面，我们深切领会，医生有"特权"进入人体，那是神圣、庄严和极端负责任的，现今要尤其注意现代技术投下的数字化、去感情化和离床化阴影；另一方面，医生又要善于与病人（家属）进行沟通与交流，能够或善于交流是诊断、治疗及医学发展之必须，是医疗纠纷防范的关键环节，也是医德的重要体现。

四、领悟警句箴言，保障医疗安全

这里的警句、箴言是医学思想与医疗实践的凝练与结晶，是用医生的心血与病人的生命浇注铸塑的，以上作为本文的总结和尾声，与读者分享与共勉。其中多数是作者本人的感受和揣摩（多数已发表在书著中），其余均有被引之出处。

[医学真谛与弊端]

● 医生给病人开出的第一张处方应该是关爱。

● 医学实践的弊端在于：历史洞察的贫乏，科学与人文的断裂，技术进步与人道主义的疏离。

——威廉·奥斯勒

● 临床工作的三条基线：心地善良，心路清晰，心灵平静。

——威廉·奥斯勒

［作者注：心地善良（关爱病人的职业精神），心路清晰（思维与决策的职业智慧），心灵平静（沉稳、认真与耐心的职业作风）。］

● 珍视自然的每一种状态，是尊重科学，是客观地看待科学。科学不是万能的。认识无限，而我们认知的程度和探索的范围总是十分有限的。

● 病人是医生真心的老师！我们在临床工作中总是如临深渊，如履薄冰。

　　　　　　　　　　　　　　　　　　　　　　　　——张孝骞

　　［作者注：因此，我们要

　　敬畏生命——生命属于每个人，只有一次而已；

　　敬畏病人——她把生命交给你，她是你的老师；

　　敬畏医学——未知数最多的瀚海，要穷其一生去探索。］

● 医生从事的是在拯救病患中磨炼自己灵魂的高尚职业。

包括各种难治的病和各种不同难处的人。

● 避免仪器检查把医生与病人隔离开来，避免临床医生的"离床化"倾向，这在正确处理疑难病例中尤为重要。

● 病人该多么需要睿智的医学体恤者：有时是治愈，常常是帮助，却总是慰藉；病人该多么需要理解贫困的医学和乏术无力的医生。

● 我们都有保存生命的期望的乐趣，但我们都需要理解、耐心和安静。

● 也许我们不缺乏相应的知识和技术，或者我们太看重知识和技术了，而职业洞察、职业智慧和职业精神则相形见绌或者空洞而苍白。

● 医生同行之间，无论院内外、上下级，也要相互尊重。

● 尊重别人，也是尊重自己，尊重实际。相互指责就是相互拆台。

尊重别人不意味着为谁隐瞒缺陷，而是为了更好地弥补缺陷。

● 原谅别人的愚钝和过失，欣赏别人的智慧和成功。

[思维观念与误区]

● 也许不是我们学习的少，而是实践的不够；

也许不是我们实践的少，而是思索的不够；

也许不是我们记忆的少，而是忘却的多。

● 技术是要有人来认识和掌握的。无论技术如何先进、如何完美、如何高超，如果对其理解有限、认识偏颇、掌握不当，依然不能体现其先进、完美和高超，甚至滑向其反面。

● 有时，要把问题复杂化，以探寻其细微；有时，要把问题简单化，以提挈其纲领。

● "没有失误也可能失败，没有失误并不意味着成功。

没有错误就等于完美无缺？何况不犯错误的医生是从来没有的。"

——《英国医学杂志》（2004）

● 对有些"病"（至少60余种）

　　　　没有必要采取什么方法去治疗

　　　　没有确凿的证据说明有什么方法有效

　　　　也许不治疗比用什么方法去治疗更好

　　　　也许最好的方法是不去治疗

——《英国医学杂志》（2004）

● 一个成功的手术，决策占75%，技巧占25%。临床决策的基本原则：①充分的事实和证据；②周密的设计和方案；③审慎的实施和操作；④灵活的应急和应变；⑤全面的考量和考虑。

● 我们应该做到100%的适应证而实施手术，事实上，术前正确诊断能达到70%就属于上乘。

● 好的外科医生相信他所看见的，差的外科医生看见他所相信的。

● "专家就是对一般人所知者知之甚少，而对一般人所不知者知之甚多的人"。对于医生，应该当专家，但首先要有多学科或多亚专业的全面深厚根底，才会有发展。不要过早地进入一个狭小的领域。不要急于做专家，做专家的机会很多，做专家的路很长。

● 当我们的缺点不暴露时，我们很容易忘记它们。

——（法）拉罗什高科《道德箴言录》

[**实践箴要与陷阱**]

● 外科手术，一半是技术，一半是艺术。只有技术，没有艺术，手术难以尽善尽美；只有艺术，没有技术，手术又不能成功。而统率技术和艺术的是哲学，没有哲学，手术便失去了方向，没了灵气。

● 破坏是单纯的，而建设是各种各样与复杂的……

● 仅仅说某种疾患适合某种手术，是不够的，因为这里忽略了两个人：医生和病人。应该是这个病人及其所患的疾病适合某种手术，还有施行这一手术的医生。这四项因素完全符合，才是最适宜的选择。

● 微创不仅仅是一种方式，而是一种观念，一项原则。所谓"微创"也可以变成"巨创"。经开腹、经阴道与经腹腔镜三种方式应该扬长避短、相辅相成。一个医生应该掌握各种手术方式，又善于形成自己的特长。

● 我们都想把工作做好。当我们工作做得非常多的时候，我们所遇到的危险，就像工作做得非常少的时候一样多了。

——诺伦《做一个外科医生》

● 在犁过收获后的马铃薯地里，我们总可以挖出遗留的马铃薯。

（用农夫的话借喻于子宫多发性子宫肌瘤切除术。）

● 成熟的外科医生知道什么时机应该手术，什么情况要扩大手术范围，什么时候适可而止。只有辩证，才能应付自如、游刃有余。

●　为了半打纯属良性的肿瘤而切除年轻妇女的子宫，不啻一次外科手术的彻底失败。

——（英）邦尼

●　我们不能，也不应该用一种方式完成所有的妇科手术；不能，也不应该要求所有的妇科医生用一种方式施行任何手术。

●　不论过去，抑或现在及将来，不论年轻医生，抑或比较有经验的医生，甚至外科技术专家，都有不同遭遇危险的机会和遭遇不同的危险。

●　十年磨一剑，百岁难成仙。

●　如果说，外科解剖刀就是剑，那么外科医生就要把自己的生命精华都调动起来，倾力锻造，像干将、镆铘一样，把自己练就熔铸进这把剑里……

　　总之，我们须记得诗人泰戈尔的话："当你把所有的错误都关在门外，真理也就被拒绝了"。

　　　　　　（本文于2011年发表在《中华妇产科杂志》上。）

重视和发展青少年妇科学

青少年妇科学研究青少年女性发育成长及其缺陷障碍，以及在此时期的内分泌生理、病理，生殖器官肿瘤和其他妇科疾病于青少年阶段的特殊问题的基础与临床特征，亦包括少儿及青春期的精神心理与性及性教育问题等。

一、青少年妇科学的建立与发展

青少年妇科学是一门重要的医学学科，是儿科与妇科的交叉学科或边缘学科，是一个像其名字一样尚处在"发育生长期"的学科，是一个需要积极开发和扩展的学术领域。

现代青少年妇科学还属于年轻的医学亚学科，真正地被重视始于20世纪60～70年代。1986年"北美儿童和青少年妇科协会"（North American Socicty of Pediatric and Adalescent Gynecology，NASPAG）成立，并有相应的杂志*Jouarnal of Pediatric and Adolescent Gynecology*（儿童和青少年妇科杂志）创刊。之前，有《儿童和青少年妇科学》（*Pediatric and Adalescent Gynecology*）问世，可谓青少年妇科学之经典（1971，第一版），及至2005年第五版问世后次年由郎景和、向阳主译，中文版出版。

其实，中国学者对青春期内分泌学有着丰富的经验，近年对女性生殖器官之发育、缺陷及其治疗有了长足进步，但尚未形成独立的、系统的亚学科及技术队伍。杨冬梓、石一复主编的《小儿与青春期妇科学》相继于2003

年、2008年推出两版。罗光楠主编了《阴道成形术》（2009年），郎景和主编了《青少年妇科学》（2011年），朱兰、黄胡信、郎景和编著了《女性生殖器官发育异常——微创手术及图谱》（2015年），并有英文版问世（*Atlas of Surgical Correction of Femolc Genital Malformation*）。相关的学术会议、手术演示逐渐增多，呈现一片蓬勃发展的景象。

但是，尽管我们已经积累了丰富的经验，但青少年妇科学作为"学科"，尚不完善；尽管我们已经拥有了著名的专家，但作为"队伍"，尚未成军。2017年岁末，又召开了该问题的专题学术会议和组稿会，不仅是"雪中送炭"，也是"锦上添花"，是向正在翻犁的"处女地"的集结出发！

二、青少年的妇科学的研究范畴及状况

青少年妇科学研究的年龄期限尚待统一。库佩（Susan M.Coupey）在其 *Primary Care of Adolescent Girls* 中，将其分为早期10～13岁，中期14～17岁，青年成年期18～22岁。我们在青少年妇科学中涉及的年龄段从新生儿至21周岁。

性分化的生理发育及女性生殖道发育异常是非常重要的"事件"。作为我国生殖内分泌学开拓者之一的葛秦生教授提出的"性染色体－性腺－生殖器官"之"发育链"，清晰地阐述了从染色体异常到性腺及性激素异常，及至生殖器官异常的关系与过程。但女性生殖器官异常的分类尚显庞杂纷乱。我国学者对先天性无子宫无阴道综合征、阴道斜隔综合征及阴道闭锁等的诊断治疗都有丰富的经验和独到见解，已得到广泛推广。

生殖内分泌在青少年是问题表象，也是问题本质。从乳腺、阴毛及骨骼发育到月经周期建立与发育，涉及性早熟、延迟、功能失调、原发性闭经、原发性痛经，以及多囊卵巢综合征。后者已经成为妇科的热门话题，并有专著发表。其中亦涉及全身内分泌及代谢问题。

生殖器官肿瘤在青少年时期有其重要性、特殊性，尤应引起注意。少儿时期少有子宫肿瘤，但卵巢肿瘤不少见，特别是生殖细胞肿瘤。不可忽略妇科检查，超声等影像检查也很便捷，甲胎蛋白、人绒毛膜促性腺激素、A125等肿瘤检查标志物检测都有所帮助。在治疗，特别是手术治疗中，应注意生理和生育功能的保护，如子宫肌瘤剔除术的选择，此期常见的卵巢恶性生殖细胞肿瘤，保留子宫和对侧卵巢，几乎不受期别限制，PVB、PEB都是有效的化疗方案。卵巢上皮性癌早期（ⅠA、G）、交界性瘤亦可行分期而保留生育功能的手术。子宫颈癌ⅠB，可行保留子宫的子宫颈癌根治术。青少年罹患恶性肿瘤行化疗或放疗时，应掌握用药特点及卵巢的保护原则。

三、常见妇科疾病在青少年女性的特殊问题

所谓"特殊问题"，就是指在青少年时期这些疾患的特殊性或特殊重要性。

1. 结核病有"回潮"之势，青少年女性尤应注意，累及生殖器官会有严重后果。从2006年开始是"预防HPV感染和子宫颈癌的新时代"，因为有了HPV疫苗。疫苗是从9～14岁开始注射的，因此"HPV疫苗后时代"是关乎新生代子宫颈癌防治的关键问题。

2. 子宫内膜异位症是生育年龄妇女的常见病，但在青春期亦不少见，且治疗更加困难，并为日后的生育造成影响。生殖道畸形合并子宫内膜异位症的概率是15.9%，可谓"雪上加霜"。

3. 外阴阴道疾病包括外阴皮肤病、外阴阴道肿瘤，外伤、阴道异物等，其诊治均需要一定经验和深入研究。

4. 在青少年妇科特殊问题中，还有生殖器官损伤、青少年泌尿学、青少年手术与麻醉，以及精神心理问题。

5. 青少年的性问题关乎她们的身心健康和保护，应重视性教育，审慎地对待性罪错、性侵害，注意避孕及意外妊娠的处理。

对青少年妇科疾病患者，要尊重、关爱、和善与耐心，如何接待、对待、善待和管待，关乎医学，也关乎人文、艺术。

四、结语

1. 青少年妇科学关乎青少年身心健康成长，应成为重要的亚学科得到发展。

2. 青少年妇科学主要研究先天性发育异常或缺陷，生殖内分泌功能障碍、生殖器官肿瘤，以及常见妇科疾病在青少年时期的特殊问题和处理。

3. 青少年妇科学应由妇科、儿科以及相关学科，基础与临床密切合作，形成亚学科和技术队伍。

4. 期待青少年妇科学专业逐渐成熟，组建专业学组或学会，推动其发展，并建立相关问题的诊治规范或指南。

（本文摘自郎景和所著《青少年妇科学》序言，该书于2011年出版。）

我国女性盆底疾病研究现状及展望

女性盆底学系研究女性盆腔支持结构的损伤、缺陷及功能障碍造成的疾病及其诊断和处理的亚学科，或称妇科泌尿学、盆底重建外科学，主要的问题是压力性尿失禁（stress urinary incontinence，SUI）和盆腔器官脱垂（pelvic organ prolapse，POP）。

妇科泌尿学的知识与技术业已成为21世纪妇产科医生的必备技能，很难设想没有妇科泌尿学的知识，能成为一流的妇科医生。

2004年首次举办盆底功能障碍性疾病学术会议，2005年中华医学会妇产科分会成立了中国女性盆底学组，相继于2007年、2009年及2011年举行了第二、三、四次学术会议，引入国际泌尿控制教育课程（2006）并举办国际学术会议（IUGA，2012）。学组及同道们致力于普及新概念及新理论、示范及推动新技术，促进了学科发展，逐渐形成了专业队伍。我国的女性盆底疾病的诊断与治疗工作、基础与临床研究都有了长足发展。

一、完成全国流行病学调查

关于尿失禁先前只有区域性流调，2006—2007年，组织了全国六大区域中心的2万名成年女性的尿失禁状况的调查。结果表明，中国成年女性尿失禁的患病率是30.9%，其中61%是SUI，诊治滞后相当严重，5年就诊率仅7.9%。50岁是发病高峰，并随年龄升高而增加。并发现产次与分娩方式、年龄、月经状态、慢性盆腔疼痛、腹型肥胖、便秘、饮酒、呼吸系统疾病史及妇科疾病、盆腔手术史是相关影响因素。

这些调查结论对发病状况的估计与对策，特别是发病相关因素及认识误区（如诊治延滞）的判断对早诊早治等均有重要意义。

此外，还进行了子宫脱垂、性生活状况等的流行病学调查。

二、基础研究

SUI 和 POP 的病因早有争论，渐显明朗。中国学者认为系盆底韧带及肌肉（主要是肛提肌群）共同作用。研究表明，Ⅲ型胶原是细纤维，弹性大，与收缩有关。子宫韧带中Ⅲ型胶原含量降低，弹性减少，易于断裂而发生 SUI。Ⅱ型肌纤维发生神经源或肌源性改变而致"吊床"松弛。肌肉中雌激素受体（estrogen receptor，ER）的低表达是临床上雌激素补充治疗不佳的原因，此外，神经病理学和差异基因表达的研究均显示低激素与神经变性协同参与了 SUI 的发生、发展。

我们重视临床解剖学研究，针对盆底重建手术有其"盲穿"的特点和弊病，重点研究了耻骨后区域、闭孔区域等手术路径的解剖，明确相关血管和神经及与手术穿刺点（线）的关系，这一正确的解剖定位，保证了手术的有效性和安全性。

三、临床研究

近年主要是推行盆底重建手术的现代策略，包括以"整体理论""吊床学说"为实践基础，完成从解剖恢复到功能恢复（restoration of form leads to restoration of function，2RF），并以盆腔前中后三区划分单位，引入与推行 POP-Q 分期化和生活质量量化表，充分术前论证，进行手术选择和设计。强调以盆底重建为原则，摒弃简单的切除脱垂的器官和组织的旧观念。而且强调以微创手术，达到最佳效果，尽量通过会阴阴道及腹腔镜途径实施手术，小切口、低风险、低疼痛，以人为本，注重症状改善。在临床实践中，采取"引进技术、适宜国情、改良变通"，达到"有效诊疗、安全诊疗、经济诊疗"。在重建手术中，网片及条吊技术都有广泛开展，改良 Prolift 盆底修复重建手术全国开展逾 5000 余例。建立了 SUI 生物力学计算模型，优化了手术方案，实现个体化，获得更佳治疗效果。国内同仁还创新技术及手术器具，获国家专利 10 余项。

四、机遇和挑战

纵观我国近年女性盆底学的发展，重建手术的理念逐渐被认识与接受，重建手术的方法不断增多并得以推广，重建手术的适应证也日益扩大，但其选择带有一定随意性，而随意性不能等同于个体化。各地区、各级医疗单位在盆底重建外科方面的发展及质量亦不平衡，普及与提高尚待结合。近十年来，同道们发表的盆底学论文数量迅速增加，仅在《中华妇产科杂志》发表的论文，2006 年之前只有 54 篇，这之后达 174 篇，但 SCI 收录的文章尚少。

2009 年学组曾进行调查，妇科医生面临的主要问题是尚没有掌握新的技术，缺乏规范化诊治理念以及不知道如何处理可能遇到的并发症。他们更期望有技术培训及理念宣教，喜欢的形式是培训班、进修班和学术会议。

目前存在的问题还有网片的过度应用，无症状 POP 的过度治疗，忽略非手术疗法及物理康复等。并发症的预防和处理仍是一个严峻的问题，不可须臾小视。特别是 2008 年、2011 年美国 FDA 相继发出了经阴道放置网片修复 POP 的警告，中国学者也作出了认真地反应，建议经阴道网片植入手术主要适用于 POP 术后复发，年龄偏大及重度 POP（Ⅲ、Ⅳ度）患者。

女性盆底学的发展正处在一个关键的新时期：诊治更需要规范，研究更需要独创，工作更要联合。不仅是妇产科专业内，也需要妇科、泌尿科、肛肠科、康复科等多学科联手共建亚学科。相互协作至关重要，所谓缺陷就是靠修补、重建来弥合与强固的，学科的建设与发展也一样。

（本文于2011年发表在《中华妇产科杂志》上。）

临床医学的规范、接轨、转化与发展

医学的发展是连续的，也具有阶段性，诚如一百多年前，医学研究的主要目标是对人体的认识，而一百年以来的主要任务是对疾病的认识。近二三十年，医学基础研究发展迅速，特别是遗传学、免疫学等，并已深入到基因学、蛋白质组学等，又在其他学科的渗入和推动下，临床医学的诊断与治疗发生了巨大的变化，检测技术、影像技术及内镜技术为医生认识疾病、处理问题提供了新的手段和途径。而医学的社会性和人文性，又带来了如何适应社会发展与公共需求等问题，以达到优化诊疗、安全诊疗和经济诊疗为目的，随之而来的便是全球性的医疗卫生体制改革。

在这种形势下，临床医学要解决的策略问题是诊断治疗的规范化，既要与国际接轨又要符合国情，临床实践与基础研究的相互转化以及综合发展与重点突出相结合等问题。

一、以规范化引领个体化、人性化与微创化

医学的长足发展、丰富的临床研究、喜人的研究成果、不断引入的新观念新技术等，无疑促进、活跃了临床工作，但也难免鱼龙混杂、泥沙俱下，诚如大潮袭来，汹涌澎湃而又令人头晕目眩。于是，过度诊治与诊治不足颇为常见，有时甚至是混乱的。加之非医疗的驱动也会造成技术应用的扭曲。作为"规矩"的临床规范或指南于此时尤为重要、非常必要，而指南却常常

是滞后的。规范或指南是建立在优良而深厚的基础研究、大样本而较长时间的循证且合乎具体情况而求得共识的前提下，由专家切磋讨论拟定，经广泛采纳同行批评建议后完成的。指南保证医疗质量，维系合理医疗消费和提高医疗价值，强化组织、监督和服务的功能。使临床缜密的诊治决策、恰当优良的实施方法及可操作的监督完善地结合起来，达到上述的优化、安全和经济诊疗之目的。

为此，中华医学会妇产科分会组织各学组制定和推行常见妇产科疾病的诊治规范，《中华妇产科杂志》也在2009年推出的13种疾病（或问题）的诊治指南汇编的基础上，为庆祝与纪念建刊60周年又增加到30余种，作为正式出版物出版，旨在强力推动诊治规范化。后又增加再版，迄今已达70种病症。

在此，亦应强调以下几点：①指南虽有，需要循之；指南再好，当应蹈之。不可我行我素，自以为是。当然，也会由于条件限制有时有地难以完全执行指南，但指南的原则当应掌握。②在推行指南同时，也应注意个体化、人性化，近年也推崇微创化，但彼"三化"是在符合此规范化基础上实施的，离开或违背规范化，无异于削足适履，也必然达不到"三化"的目的。③指南系动态发展，要不断引入新经验、新证据、新观念、新技术、新方法，进行相应修订。④指南的制定、实施与监督，应有相应的组织管理和政策干预，现在进行的医改及有关措施规定有利于规范的推广。

二、既与国际接轨又符合国情

在医疗实践和诊治规范制定与推行中，我们常常提到与国际接轨，这一提法是合理的，国际上报道的新的研究成果和进展，建立在循证医学基础上的诊治规范也是有益的。如国际妇产科联盟（International Federation of Gynecology of Obstetrics，FIGO）颁布的各种指南（或报告）、（美国）国家综合癌症网络（National Comprehensive Cancer Network，NCCN）及欧洲生殖道感染及肿瘤研究组织（European Research Organization on Genital Infection and Neoplasia，EUROGIN）等，都会定期将不断修改的规范和会议纪要予以公布，以提供指南和讨论。中国学者都及时进行了翻译、解读和讨论，旨在与国际接轨。

他山之石，可以攻玉。这种接轨是必要的。况且多数情况下，疾病的诊治有共通性，有的国家的医疗和研究中心实力雄厚、成果突出，有的国际学术组织（如FIGO、美国妇科肿瘤学组GOG）协作良好、报告可靠，对我们有重要的学习和借鉴价值，会促进国内诊治的规范化和技术与研究水平的提高。

接轨的另一个重要意义是有利于国际交流与合作，如果疾病分期有了统一标准，便于治疗比较。有了明确的概念、定义和方法，可以进行有效的流行病学调查。有了共同的"语言"（不完全指中文与英文）、有了一致的"目标"（不完全在于形式的组织合作），就会有方便、和谐的共识。

在这一过程中，目前遇到的要害问题是如何接轨和什么是好的接轨？关键在于符合国情与具体问题具体分析具体实施。解决的方法有三：

1. 所谓国情就是我国的医疗卫生状况、诊治水平、研究基础，完全挪用国外的诊治方案、技术和方法有时是行不通的。目前的引入主要适宜于较大医疗单位，而这些医疗单位和学者也有自己的具体诊治经验和方法，应该参照、融合、变通而用之，如NCCN的规范，我们是形成的"中国版"，而不仅仅是译成的"中文版"。

2. 所谓国情就是我国幅员辽阔，人口众多，经济文化与卫生发展不平衡，特别是在广大的农村、基层和边远地区，有的卫生状况较为落后，诊治水平较为低下。所以，完全照搬国外经验，更是接不上轨，走不正道。应该有适宜于上述地区的规范制定，不仅有中国版，而且有基层版，这将是极有意义的学术定位和工作重点。

3. 所谓国情还包括我国的医疗体制、医药管理、医疗卫生经济学及政府职能，不完全是医疗技术本身（当然医疗技术是上述功能和目标的重要依据）。所以规范的接轨和推行可能不完全是医生的医疗行为，应该考虑和审慎的方面会更多。

可见，接轨是学术的、社会的；事关医生，更关乎民生。

三、转化促进发展，发展带动转化

转化作为一种新名称，现今被推崇，即强调从实践（临床，Bed）到基础（实验室，Bench），反之亦然，即所谓的 B to B。转化作为一种观念，早已有之，就是从实验理论到实际应用，从实际应用到实验研究，理论与实践相结合。这是科学研究，包括医学研究的宗旨和根本目的。

之所以被重提或被强调，乃是由于脱离实际的研究倾向，或忽视研究成果的实际应用。这种倾向包括课题设置、基金招标、临床导引等方面，致使人力、物力、财力的浪费，甚至临床与研究方向的迷茫。

优秀的研究从来不是象牙塔的玩意儿，应对医学发展产生巨大影响，如"DNA双螺旋""某些高危型HPV是子宫颈癌的致癌病毒""幽门螺杆菌引起的胃部病变"等。这其中重要的环节是转化，转化的观念、转化的方法及转化的实践都非常重要。

优秀的转化在于基础研究科学家和临床医学家的紧密结合，这种结合包括思想与命题、设施与材料、人才与队伍的交流和整合，以及有利于此的转化医学与转化医学中心、整合医学与整合医学中心的建立。

优秀的临床医生不应鄙薄基础研究，把研究和教学作为医疗实体的翅膀，只有翅膀坚强，才能高飞远翔。大医院或医学院校附属医院的医生不仅应该只是好的临床医生，而且应该是好的临床医学家，临床医学必须有与临床密切结合的研究（包括临床研究、临床基础研究，纯基础研究则很少）。

优秀的临床与基础研究的结合和转化才会促进医学发展，所谓以转化促进发展，以发展带动转化。在这一过程中，创新的观念、创新的实践、创新的成果才会产生，这也是转化和发展的根本目的。妇产科学领域近年发展较快的产前诊断、生殖内分泌、妇科肿瘤防治、子宫内膜异位症、习惯性流产、女性盆底学等，都是在转化、创新引领下完成的。

在医学研究和实践中始终有一个命题萦绕于我们的脑海，那就是科学问题的民生考虑，亦即医学的本源、社会责任和人文理念，把握这点才会使我们真正有了方向，有了力量。

（本文于2013年发表在《中华妇产科杂志》上。）

多囊卵巢综合征与肿瘤

　　多囊卵巢综合征（polycystic ovary syndrome，PCOS）是育龄妇女常见的内分泌代谢异常性疾病，以慢性无排卵、高雄激素血症和卵巢多囊样改变为主要特征。由斯坦因（Stein）和李文撒尔（Leventhal）于1935年根据临床表现及卵巢形态首先报道本征，也被称为Stein-Leventhal综合征。其临床表现为不孕、多毛、肥胖及月经紊乱等，同时可伴有肥胖、胰岛素抵抗、血脂异常等代谢异常，远期并发症包括2型糖尿病、高血压、心血管疾病甚至肿瘤等，严重威胁女性的健康和生活质量。至今，多囊卵巢综合征的定义和诊断还没有统一，因而报道的发病率也不同。2011年7月我国颁布了"多囊卵巢综合征诊断标准"，提出了适合我国的多囊卵巢综合征诊断方法和分型方法。

　　多囊卵巢综合征的病因复杂，具有高度的遗传异质性和表型多样性。遗传因素、环境因素、社会心理因素及炎症等多方面因素在其发生发展中发挥作用。多囊卵巢综合征的发病相关因素仍以胰岛素抵抗为主，不同患者的病理生理特征差异较大。

　　近年来，除了对PCOS患者的月经异常和生育方面的大量关注外，其与肿瘤，尤其是子宫内膜癌的关系也逐渐受到关注。子宫内膜癌中90%为Ⅰ型即雌激素依赖性的子宫内膜癌，其他10%为浆液性或透明细胞癌，或更为罕见的癌肉瘤。子宫内膜癌与PCOS的关系已被认识多年并涉及多个危险因素，包括肥胖、糖尿病、高血压、无排卵、不孕及家族史等。Stein和Leventhal首先报道该综合征14年后，即1949年，第一篇关于子宫内膜癌与PCOS的文献发表。此后大量研究证明了两者之间的联系。1957年，杰克逊（Jackson）和多克蒂（Dockerty）发现多囊卵巢综合征患者子宫内膜癌发生率增加，50多年的观察证实了这一现象，并发现在40岁以下的子宫内膜癌患者中，约1/4为多囊卵巢综合征患者。波蒂施曼（Potischman）等进行的病例对照研究发现，多囊卵巢综合征患者在绝经前子宫内膜癌发生率是非多囊卵巢综合征人群的3.6倍，绝经后子宫内膜癌发生率是非多囊卵巢综合征人群的2.8倍。

最近，一项涉及4056名妇女，对四项病例对照研究的META分析表明，患有PCOS的妇女发生子宫内膜癌的风险较对照组增加接近3倍（OR 2.70，95%CI 1.00 ～ 7.29）。普通人群中妇女发生子宫内膜癌的风险为17/100 000，而患有PCOS的妇女发病风险为46/100 000。另一项类似的META分析加入交叉研究结果提示，患有PCOS的妇女发生子宫内膜癌的风险较对照组增加接近3倍（OR 2.89，95%CI 1.52 ～ 5.48）。PCOS患者一生中发生子宫内膜癌的风险为9%，而普通人群为3%。一项澳大利亚的人群病例对照研究中，涉及PCOS患者156例，对照组398例，结果显示PCOS患者在50岁前发生子宫内膜癌的风险是普通人群的4倍（OR 4.0，95% CI 1.7 ～ 9.3），但经体重指数校正后PCOS有关的患病风险下降将近50%（OR 2.2，95% CI 0.9 ～ 5.7）。强调肥胖是发生子宫内膜癌的混淆的危险因素。患有PCOS的妇女发生子宫内膜癌的风险增加2.7倍，多数肿瘤分化较好，预后较好。

子宫内膜癌与PCOS有共同的危险因素：无排卵，使得子宫内膜长时间暴露于无对抗的雌激素中，缺乏孕激素的保护作用。PCOS患者因长期无排卵或卵泡发育不良引起黄体功能缺陷，使子宫内膜不能发生正常的周期性脱落而持续增生，也增加了患子宫内膜癌的风险。同时，PCOS患者的子宫内膜对于孕激素的反应也存在先天异常。一些接受促排卵或孕激素治疗的PCOS患者的分泌期子宫内膜表现出孕激素调节基因的下调和细胞增生基因的上调。

有50%～65%的PCOS患者存在高胰岛素血症。胰岛素不仅可以增加雄激素水平，还有间接增加雌激素的作用，增加了子宫内膜癌发病风险。

高雄激素是PCOS和子宫内膜癌的共同特征，人类子宫内膜上有雄激素受体和5-α还原酶，一些PCOS患者表现为子宫内膜雄激素受体超表达，提示子宫内膜自身的雄激素紊乱。

黄体生成素（luteinizing hormone，LH）的过度分泌也是PCOS的共同特征，LH是内膜生长的调节剂。体外实验证实LH可以促进人子宫内膜癌细胞生长。合并子宫内膜增生或肿瘤的无排卵PCOS患者LH受体过度表达，同时在子宫内膜癌中与肿瘤的侵袭性成正比。

一些PCOS患者发生卵巢肿瘤的风险也会增加，有强有力的资料提示口服避孕药对于预防卵巢癌的发生有积极作用，并随治疗期限的增加而增加，可能与抑制促性腺激素的释放有关。2013年Vera L等报道了一例有PCOS病史的患者由于患颗粒细胞瘤而发生严重的多毛，并有肥胖、月经稀发等。手术后临床症状有改善但PCOS依然存在。2012年英国学者Galazis N等总结PCOS和卵巢癌共同的蛋白组学标记物提出，在PCOS和卵巢癌患者中有6种生物学标记物过度表达，它们是钙网蛋白、纤维蛋白原-γ、超氧化物歧化酶（superoxide dismutase，SOD）、波形蛋白、苹果酸脱氢酶及核纤层蛋白B2。这些蛋白有利于我们发现PCOS与卵巢癌之间的关系，以及识别容易发生卵巢癌的PCOS患者。

虽然由于肥胖所致的代谢紊乱发生率增加是PCOS与乳腺癌共同的特性，

但是PCOS与乳腺癌之间并没有直接联系。2005年发表的一项横断面研究，分析244名合并PCOS的妇女及244名对照者，结果提示PCOS患者患良性乳腺疾病的风险没有明显增加，而PCOS患者中有乳腺癌家族史者较对照组增加。是否合并PCOS，并不影响外科医生对于肿物的手术治疗决策。

2009年一项系统回顾文献确定PCOS和妇科恶性肿瘤之间的关联。该文对Medline和EMBASE数据库（1968—2008）进行了全面检索，分析PCOS患者和妇科癌症，包括乳腺癌之间的关联。共对19项研究进行了分析。这些，只有8项审查后可分析。数据显示对PCOS的定义有一定差异。荟萃分析的数据表明，患PCOS的妇女更容易患上子宫内膜癌（*OR* 2.70，95% CI 1.00～7.29），卵巢癌（*OR* 2.52，95% CI 1.08～5.89），但乳腺癌（OR 0.88，95% CI 0.44～1.77）风险并不增加。最近的资料提示，应用二甲双胍对于子宫内膜癌和乳腺癌均有预防作用。

尚没有足够的证据提示PCOS与阴道癌、外阴癌、宫颈癌有关。PCOS患者和妇科癌症之间的关联研究的缺乏可能会影响到结论的可靠性。

（郎景和在2014年全国妇科内分泌学大会上的讲演。）

中国妇科内镜技术的普及、提高与发展

妇科内镜技术是外科的一场革命，取得了日新月异的发展。它不仅是外科的技术分支，而且已经逐渐成为现代外科的主流，与开腹手术、阴道手术一起成为妇科手术的三大基本技术，并被认为是微创手术的一个标志。

内镜技术将先进的科学技术及工艺与现代医学结合起来，使外科医生的视野和手臂得以扩展和延伸，同时改变了我们的思维观念、技术路线和操作技巧，正在成为21世纪妇科医生的必备技能。

一、我国妇科内镜技术的发展现状

妇科内镜技术问世百余年，先行者们的探索与贡献令人感慨。"谁是第一"并不十分重要，但一般认为1869年番塔莱昂（Pantaleoni）首次进行宫腔镜检查和治疗，1947年帕尔默（Palmer）首先将腹腔镜应用于妇科临床，均可谓妇科内镜技术应用之肇始。20世纪50～70年代妇科内镜技术主要是检查和简单操作，70年代后出现飞跃，在美国成为仅次于扩颈刮宫的手术，继而学界出版专著（J.D.Phillips）和成立美国妇科腹腔镜协会（AAGL），并将技术引入中国。

40余年来，我国妇科内镜技术发展迅速，至今可以大致分为三个阶段。

1. 初始阶段。自1980年，我国有了腹腔镜妇科临床应用的正式报告，此后十年主要是检查、诊断和较简单的操作，如输卵管绝育（环或夹）及附件手术等，当时还是直镜直视，尚无电视荧屏下施术。20世纪90年代初开始施行了腹腔镜辅助经阴道子宫全切术（a lap assisted vaginal hysterectomy，LAVH，Harry Rich 于1988年首次报告）。宫腔镜电切术是1990年开始的。当时内镜手术只在高等院校的附属医院或少数中心开展。1997年《中华妇产杂志》发表了国人自己草拟的两镜操作规范。

2. 发展阶段。重要的里程碑是2000年成立了中华医学会妇产科分会妇科内镜学组（CGEG），形成了初具规模的专家队伍，技术得到了普及。到2004年，初步调查表明95%的省级医院、90%的地市级医院、60%的县级医院开展了两镜手术。其中80%可施行附件手术，50%施行了子宫切除。至2006年，已经召开了三次全国性学术会议，参会人数日渐增加，已呈星火燎原之势。

3. 鼎盛阶段。可以认为于2008年10月在沈阳召开的第四次CGEG会议标志着我国妇科内镜技术进入了一个鼎盛时期。及此，我们可以施行国际上已经开展的各种内镜手术，包括腹主动脉旁及盆腔淋巴结清除、子宫颈癌根治性手术及保留自主神经的手术、盆底重建手术、困难的深部浸润子宫内膜异位症手术，肠代法人工阴道成形术等，并且数量大，有创新和改进。内镜专业队伍扩大，有的医院高年资住院医师以上者均可独立施术。各地区、各中心经常定期举办研讨班、训练班等学术活动，并有优良的模型示教训练系统。出版的专著光盘多达30余种。并开始建立内镜培训基地，进行考核和资质认定。正形成契机与挑战并存，现实与预言共鸣的令人鼓舞的新局面。

每1～2年一次的CGEG会议已经举办了7次，2015年10月在北京举办的CGEG系与亚太地区妇科内镜与微创疗法协会（Asia-Pacific Association for Gynecologic Endoscopy and Minimally lnvasive Therapy，APAGE）共同举办的，于此，郎景和大夫被选为APAGE的主席。每年国内举办的妇科内镜学术会议、研讨会、手术演示等数十场，各种相关图书已出版30余部。中国学者已成为美国腹腔镜医师协会（American association of gynerdogical laparoscopists，AAGL）、欧洲妇科内镜协会（European society for gynaecological endoscopy，EAGE）的主要参加者和领导成员。在2014年、2015年AAGL开设了中国专场，中国学者的手术表演在全世界录播。

可以说，在妇科内镜领域，在国际舞台上，我们从会议的聆听者，成为发言者，甚至主持者；在学术发展上，我们从跟随者，成为参加者，甚至领跑者。

二、内镜技术实施和发展的原则

为促进妇科内镜技术的良好、迅速发展，应强调以下三项原则。

1. 强调疾病的诊治原则（规范化）。如各期子宫颈癌的手术范围、放化疗的选择，子宫内膜癌的分期手术，卵巢癌的分期手术及肿瘤细胞减灭等，均有明确要求，不论何种手术入径或手术方式，均应达到这些要求，不可削足适履或另行一种规则，即是说，以不同的方式完成相同的要求，或者只能是以微创的术式达到微创的目的，取得微创的效果。

2. 强调正确选择适应证，做到因人而异（个体化）。适应证的选择实际上是四个要素，即病人及其疾病，术者及其术式，而不是简单的某病适合某种术式。只有四个要素完全契合才是好的选择，否则任何一项不适合，都应改变或调整选择。疾病和病人是诊治考虑问题，术者和术式也是诊治考虑问题。对于内镜手术，不可忘记施术者的观念、能力与经验，不可勉强而为之。任何手术技术及术者都不应将手术作为技术或器械的炫耀，在其中，关键的是术者，而不是手术方式，一个训练有素、技术精湛的术者，漂亮的开腹手术或阴道手术也会达到理想的结果。适应证的选择是相对的，不是绝对的；是有限制的，不是无限制的。

3. 强调以人为本（人性化）。诚如上述个体化考虑，并重视病人及其家属的意愿和要求，在诊治过程中体现人文关怀。在与病患交谈中，既要表明内镜手术微创的优越性，也要交代它的局限性，以及可能发生的问题，或者中转开腹的可能性。医患交流术式的选择，不应是家长式的，而是协商式的。这在一项较新技术开展的过程中十分重要。

三、微创是一种观念、一项原则

一般来说，微创手术具有创伤小、出血少、时间短、痛苦小、恢复快等特点。就此而论，其本身就体现了外科的基本观念和恪守原则。问题在于如何达到微创的目的，取得微创的效果。

于是，有了手术途径和手术方式的差异。妇科手术有开腹、经阴道及内镜三种路径，对于某种疾患，三种途径都可以选择，而对于另一些疾病的处理可能不适宜或难于用某一种途径，因此，有手术路径和方式的选择问题。

1. 选择路径。除了决策以外，路径是手术的第一步，也最能体现微创观念。合适的路径保证手术安全顺利展开，开腹、经阴道及内镜的选择以病变性质、范围大小及术者的技能与经验而定，但通常可以认为对机体的损伤、干预及影响，自小至大是经阴道—内镜—开腹。譬如，不是很大的子宫切除，如能从阴道切除，行经阴道子宫切除术（TVH），则不必开腹，甚至也可以不用腹腔镜协助。如需处理较困难的附件问题，则可施行腹腔镜协助的子宫切除即腹腔镜辅助经阴道子宫全切术（LAVH）或腹腔镜子宫全切术（TLH）。对于非常巨大的子宫仍以开腹为宜，行腹式子宫切除术（TAH）。同样的膀胱颈悬吊术（Birth手术）通过腹腔镜施行，能清楚地暴露耻骨膀胱间隙、膀胱颈及耻骨的Cooper韧带，进行准确的缝合，出血少、效果好，也已成为治疗压力性尿失禁的金标准手术。

腹腔镜的应用改变了妇科癌症手术。循证已表明，它是治疗子宫内膜癌的理想方式，在腹腔镜协助下的保留子宫的子宫颈根治术、子宫颈癌根治术、卵巢癌的分期手术等都充分显示微创化和实施的合理性。

宫腔镜下的内膜切除、粘连分离、息肉切除、肌瘤切除及纵隔切除等亦有明显的优势。

诚然，手术路径应个体化，但首先考虑经阴道，继而内镜，最后是开腹，应考虑最明智的选择。

2. 选择术式。手术以切除病变为目的，但也并非切得越大越广泛就是效果最好。典型的例子是外阴癌的手术，传统的广泛性外阴切除及双腹股沟淋巴结切除，形成"大蝴蝶"状切口及创面，损伤大，延迟愈合非常多见。后经改良为"三切口"，并在行腹股沟淋巴结切除时主要侧重于股三角浅部，如前哨淋巴结阴性则不扩大手术亦不做盆腔淋巴结切除，减少损伤，避免下肢淋巴回流障碍及"象皮腿"的形成，并取得更好的疗效。

四、妇科的微创手术

既然微创是观念、是原则，则难以界定孰为微创、孰为不微创，微创是相对的、微创也是有条件的。但还是可以大致规划一些范畴。

1. 经阴道手术。除阴道本身的手术而外，其他盆腔手术，如能从阴道施行，则从阴道施行之，可视为符合微创原则。

（1）子宫切除，子宫大小的限定是相对的，但以小于10周（比照妊娠子宫）为宜。过大的子宫可先行GnRHa注射或介入以缩小之。合并附件肿物或不能除外恶性则不适宜。

（2）子宫肌瘤剔除，以前后壁单发肌瘤为适宜，可从前或后穹隆切开进腹腔施行。

（3）输卵管绝育术，是很方便的。

（4）盆腔器官脱垂（POP）及压力性尿失禁（SUI）的手术，根据盆底重建的整个理论，完成解剖恢复及功能恢复，主张微创，尽量从阴道及腹腔镜施术，形成低风险、低疼痛、小切开、效果好的手术方式，并产生了很多新术式。主要有经阴道无张力尿道中段悬吊术（lension-free vaginal tape，TVT），经闭孔尿道悬吊术（qutside-ln transobturator tape，TOT），阴道后路悬吊术（posterior intra-vaginal slingplasty，PIVS），骶棘韧带固定术（sacrospinous ligament fixation，SSLF）以及用网片作为替代及支持的全盆腔重建术（Prolift术）等。

（5）妇癌手术，以子宫颈癌手术最具挑战性，从经阴道广泛性子宫切除（Schaucta，1902）至今百余年，由于观念更新、腹腔镜应用，近年有了保留子宫的子宫颈根治性切除（Radical Trachelectomy）及腹腔镜协助的经阴道广泛性子宫切除及盆腔淋巴结切除术，使子宫颈癌手术出现了新思路、新术式。

综上所述，可以认为相当多数的盆腔手术是可以经阴道这一相对自然的通道完成。我们已经知道，在二十世纪初经阴道广泛性子宫切除术（Schauta术）就将子宫全切除术（Wertheim术）30%的死亡率降至10%，只是因为它的技术要求很高而被"旷置"。现今由于它的微创及腹腔镜辅助，又重新回到妇科医生的手中。而它的无手术疤痕，也为病人精神与心理所乐意接受。于是，初步的共识是"虽然经阴道手术并不是解决问题的唯一手段，但它仍然是首选的手术方式"。

2. 内镜手术。内镜手术是外科的革命，是现代先进的科学技术与医学的结合，是传统的手术与现代电子信息技术与工艺技巧的产物，它改变了医生的思维观念、技术路线和操作技巧，亦符合微创原则，正逐步成为妇科手术的基本模式。

腹腔镜手术的应用涵盖了以下几个方面。

（1）明显展示腹腔镜优越性的手术，可谓最佳选择，包括妇科急腹症

（异位妊娠、黄体破裂、卵巢囊肿扭转、卵巢子宫内膜异位症即"巧克力囊肿"破裂以及盆腔脓肿的处理）；盆腔包块或卵巢良性肿瘤的诊断与处理（卵巢单纯囊肿，良性成熟畸胎瘤，卵巢冠囊肿，输卵管积水及整形、吻合，盆腔疼痛，粘连分离，包裹性积液等）；腹腔镜检查及手术是子宫内膜异位症最好的诊断和治疗。

（2）可选择的腹腔镜手术，主要有子宫切除、子宫肌瘤切除、输卵管吻合及腹膜法人工阴道成形术、妊娠期的卵巢良性肿瘤、子宫内膜癌Ⅰ期和Ⅱ期的全面分期手术、子宫颈癌根治术、盆底重建术（Burch's、宫骶韧带折叠术、骶前阴道或子宫固定术等）。所谓可选择应视为有条件的，即符合病人与病情，以及医生与技能。

（3）宫腔镜手术的应用主要有经宫颈内膜切除术（针对异常子宫出血）、息肉切除、黏膜下肌瘤及部分壁间肌瘤切除、纵隔切开、宫腔粘连分离，嵌顿或困难宫内避孕器取出等，现又有显微宫腔镜影像、热球等新能源的内膜去除系统以及经宫腔镜发展出的输卵管镜检及操作等。

3. 其他微创技术

（1）介入治疗：主要有超声介入和放射介入。超声扫描，特别是血流显像和三维成像，或与其他影像技术结合可以形成较为清晰的图像，作为诊断或在超声指引下进行穿刺、注药等，常用的有盆腔包裹性积液、"巧克力囊肿"穿刺等。放射介入以子宫动脉造影及栓塞为发展迅速，应用日益广泛，不仅在子宫肌瘤、子宫腺肌瘤以及子宫出血等治疗，对异位妊娠、癌瘤所致子宫出血、先期化疗、子宫血管异常（如动静脉瘘）以及盆腔淤血综合征等都已有肯定疗效。

（2）高能超声聚焦治疗：也可以认为是一种介入，业已成为一项外科技术（海扶刀治疗，HIFUS），如用于子宫肌瘤、子宫腺肌病或孤立癌灶，通过超声或磁共振准确定位以凝固坏死病灶组织。

（3）其他：一些新的能源系统在妇科手术中应用，与传统的刀剪钳"常规武器"相得益彰，如射频消融、氩氦刀、超声刀、血管闭合系统、光动力学治疗、PK刀、激光及螺旋水刀等，都得到了不同的应用，有一定的优点。

五、选择适应证，避免并发症

1. 关于适应证。既然微创是一种观念、一项原则，微创应当适用于任何手术。但这里强调的是选择好手术的对象和施术者，才能发挥微创作用并达到微创目的。适应证的选择实际上是四个要素，即病人及其疾病，术者及其术式，这四项必须完全契合才是好的选择，否则应改变或调整选择。比如这个疾病的处理不适合这种术式，甚至不适合这位术者，就应该改变术式，或者请更适合于这个术式的术者施行，不可勉强为之。任何手术技术及术者都不应将手术作为技术或器械的炫耀。在这其中，关键的是术者，而不是手术方式，如果是训练有素、技术精湛的术者，漂亮的开腹手术也会最大限度地减少损伤。当然合适的微创术式会锦上添花。在术式选择时，术者的经验、特长及偏好起重要作用，这使其选择具有习惯的取向，但亦应遵守疾病的治疗原则和病人/病情的具体处理，所谓个体化，不可一味追求一种方式。诚如过大的子宫并非一定要从阴道途径，有些功能性子宫出血药物治疗可以奏效的，宫腔镜下子宫内膜切除术（TCRE）都是不需要的。适应证的选择是相对的，不是绝对的；是有限制的，不是无限制的。一个医生面对各类病人及各种技术，一项技术、一个病人面对众多医生，这其中的"匹配"便是临床的哲学与艺术。我们虽然提出了手术选择的顺序及手术的适应清单，但均不构成定式。1994年，当时作为国际妇产科学联合会（international federation of gynecologyand obsletrics，FIGO）主席的夏拉（J. J. Sciarra）就说过："一个重要的国际性挑战是将来要产生适宜的妇科手术方法，而同时应该产生临床实践的适宜标准。"这当然是个不断实践探索的目标。

2. 关于并发症。任何手术都可能产生并发症，施行微创手术应避免和减少并发症。值得注意的是目前我们所施行的微创技术都有产生并发症的"危险"因素：①阴道手术的空间狭小，暴露困难，操作受限，尿道膀胱、直肠毗邻前后，盆腔高位或肿物过大更增加难度。②内镜的观察属于二维空间，视野局限，通过"机械手"完成操作，缺乏触摸感觉。③各种系统能源之操作实际也是损伤之源。④阴道或内镜下的手术所发生的损伤，如出血或脏器损伤的处理较为困难，且有在术中不能及时发现之虞，均成被动及棘手问题。⑤特别的并发问题，如气栓、体液超负荷与稀释性低钠血症（如经尿道前列腺电切术中发生的TURP综合征），有时甚至是致命的。

由此，无论是阴道手术专家或妇科内镜专家都会告诫我们，这些术式的实施要做的不比开腹差，或者相当，应该更好、更安全。否则"微创"可能变为"巨创"。掌握微创手术是必备技能，但要经历较长的学习和训练。首先要有开腹手术的良好基础，逐渐适应与掌握阴道手术和内镜手术的特点与技巧，应用好各种器械系统（充气、灌注、光源、能量），一些适应证的选择以及结果评价要依照临床循证。

在微创的原则下，开腹、经阴道、内镜手术三者不可能由一种代替其他，应该是扬长避短、相辅相成。一个成熟的妇科医生应该掌握各种手术方式，又善于形成自己的特长。手术是一项临床技术，丰富的经验给我们以技巧，先进的观念给我们以明智，而患者比手术本身更重要。

六、内镜技术的发展任务

我国的妇科内镜技术正处在一个重要发展阶段，即将步入一个新的高度。为此，建议注意下面三个问题。

1. 加速修订妇科内镜诊治规范。规范或指南在一定时期内具有规矩诊治行为之作用，保证诊治的安全性和有效性，保护作用兼具医患双方。原有的"两镜"指南（1997）过于陈旧，多年旷置，多不适用。近年技术的快速发展，资料和经验的丰富积累，我们已经实施修订，并于2012年正式公布。临床策略的建立和修订有三个层次：①标准规定；②指南实施；③多种选择。其严格性逐渐下降，我们多数是制定指南。仍应以循证医学为依据，有随机对照试验结果，荟萃分析，具有说服力的证据。

指南应定期（比如2～3年）进行修订。指南作用于"共通性"，特例、罕见、个案应具体问题具体分析，专家的经验仍非常必要，况且还有患者的认识观念及选择。

2. 强化并发症的防范。任何手术都可能发生并发症，作为微创手术的内镜手术理应更加减少和避免并发症。但内镜手术有其"先天"的缺陷：二维空间、视野受限、操作局促、缺乏感觉、能源使用等，都是损伤发生的"危险因素"。而且术中多不易及时发现，处理亦棘手困难。此外，内镜手术还有其特殊的严重并发症，如气栓、TURP综合征等。所以，"微创"可以变"巨创"的警示绝非耸人听闻，应审慎对待之。

也许随着技术应用的普及和技术难度的提升，并发问题会随之增加——"或许你还没有遇到问题，那是因为你做得还不够多！"话虽生硬，却也是中肯的警告。

我们提出要避免陷入以下五个误区。

误区1：微创技术等于内镜手术。微创是一种观念、是一项原则，而并非专指某种手术途径和手术方式。以最小的损伤，达到最佳的效果，是微创的目的。以此排序：阴道手术—内镜手术—开腹手术，而微创的原则适应任何手术，贯穿手术全过程。

误区2：内镜手术等于一切手术。任何手术都有其适应证和禁忌证，适应证和禁忌证都是相对的，不是绝对的。手术的选择除了疾病和治法，还离不开两位重要的参与者，即医者和病人。我们不能要求，也不可能以一种手术方式解决一切问题。

误区3：内镜手术等于最好的手术。内镜手术固然有其优点，但各种手术方式和技术，都各有所长、各有其短，应取长补短，相辅相成。实际上是没有最好，只有更好。

误区4：微创技术等于最安全的手术。微创技术具有创伤小、出血少、对机体的干预小和恢复快等特点，但可能并发的问题依然存在。一般的内镜手术系二维空间、视野局限，有各种能量操作应用；阴道手术空间狭小，照明及视野亦受到影响。在上述手术中出现问题后，发现与处理都较之开腹手术有诸多不便。所以，微创可以变巨创。预防和避免并发症是任何手术都须臾不可小视的。

误区5：内镜技术专家只做内镜手术。我们主张一专多能的专家是最好的专家。内镜技术必须有良好的疾病诊治的基础和全面的训练。内镜技术的学习、培训和考核渐成制度化，且已推出腹腔镜和宫腔镜操作与分级标准。君子（技术专家）不是器，器不是君子。器只是工具，只是技术。专家是掌握和应用技术的行家里手，一个成熟的医生应该灵活地应用各种技术，又善于形成自己的特长。

3．严格技术培训和资质认定。一方面，我们要提高内镜技术专家队伍，另一方面，要普及内镜技术的广泛应用。而完善培训、考核、资质认定与准入都至关重要。现今国家相关部门已经有专司此事的机构和相应政策规定和方法实施。一批培训基地已经得到认可和开展工作，必将推动上述进程。

内镜手术有较长学习曲线，要求有开腹手术经验、阴道手术经验和熟悉内镜技术，三者结合方可施行内镜手术。还要经历四级水平的磨炼，达到一定的数量和质量，使自己成长、成熟起来，使内镜技术提高、普及开来。

内镜手术作为微创技术，受到医生和病人的青睐。技术日臻完善，应用前景广阔。开腹手术、内镜手术和经阴道手术三者是相辅相成的，不可能也不应该以一种代替其他，掌握好适应证，避免并发症是基本的诊治准则。内镜手术的普及与提高也是相辅相成的，内镜技术已成为21世纪妇科医生的必备技能，同时也要注意形成内镜技术专家队伍。规范的建立与实施、培训及资质认定是内镜技术发展的重要保证。

（本文作为述评于2010年发表在《中华妇产科杂志》上。）

宫颈癌防治中的精细筛查与分层管理

在过去的20年中，宫颈癌的防治发生了巨大的变化，堪称革命性的变化，出现了宫颈液基细胞学检查、宫颈细胞分类法TBS分类、宫颈癌筛查HPV-DNA检测及HPV疫苗。2006—2016年十年间，是属于HPV疫苗的时代，所以形势非常紧迫。我国人口众多，经济发展不平衡，宫颈癌的患病率及死亡率均较高，因此，制定一个适合我国国情的宫颈癌筛查政策并实践，进行有效的宫颈癌前病变的诊治规范化非常重要。目前，宫颈癌仍是威胁中国妇女健康和生命的主要杀手，每年新发病例130 000例，占世界新发病例的28%，死亡病例20 000 ～ 30 000例，且近年来，宫颈癌的发病有明显年轻化趋势。几乎所有的宫颈癌的病例样本中均能发现HPV病毒感染，从而印证了HPV感染是宫颈癌的主要原因，也使宫颈癌成为目前人类所有癌症病变中唯一病因明确的癌症，这对于宫颈癌的防治非常重要。据悉，75%的女性一生中可能会感染HPV，由于筛查、诊治可以减少宫颈癌危险和死亡率，低级别病变的宫颈CIN1之逆转、持续、进展分别为60%、30%、10%，高级别病变可较快进展，不必经过低级别病变。20世纪40年代，出现了宫颈细胞学涂片（Conuentional Pap Smear），之后有了液基细胞学检查（LBC）、HPV检测，到现在HPV疫苗的出现以及其他的检测标记物，都是防治宫颈癌工作中的进步，也是非常有意义的工作。欧洲生殖道感染与肿瘤研究会在2010年做了一个全球100万正常细胞学HPV感染率的研究显示，全球为11.7%（11.6%～11.7%），非洲为21.1%（20.2%～22.2%），美洲为11.5%（11.4%～11.6%），欧洲为14.2%（14.1%～14.4%），亚洲为9.4%（9.2%～9.6%）。也就是说，HPV感染主要发生在30岁以下（18～28岁）性活跃的年轻妇女，并不少见（4%～15%），一般是10%或者更多，终身累计感染概率可达40%。但这种感染通常是"一过性的"，或称"一过性HPV携带状态"，多数可以清除，平均时间为8个月，30岁以上妇女平均6～24个月。HPV感染平均8～24个月可发生宫颈癌前病变CIN1、CIN2、CIN3，再平均8～12年可发生浸润癌（Invasive Cervical Cancer，ICC）。HPV阴性，3%可发生CIN1、CIN2；HPV阳性，28%可发生CIN1、CIN2，1%～2%发生ICC。因此，宫颈癌是常见HPV感染发生的偶然事件，却具有必然性。HPV感染，特别是高危型、持续性感染引起子宫颈癌前病变（CIN）和宫颈癌（cervial cancer，CC）的比率为CIN1～30%、CIN2～55%、CIN3～65%、CC～99.8%。HPV16/18-RR的危险机会是普通型的100～150～250倍。因此，不能把HPV感染与宫颈癌画等号，但它们之间的关系是非常密切的。只有宫颈上皮的HPV持续感染才可能诱发肿瘤形成，单纯的HPV感染不都引起免疫功能健全的宿主发生癌变。从这方面来讲，宫颈癌是感染性疾病，是可以预防、治疗、治愈和消灭的。HPV是已知人类癌瘤发病中唯一可以确认的致癌病毒，预防HPV感染，就可以预防宫颈癌。

1970年豪森博士首先提出HPV感染与宫颈癌发生的关系，在这段时间，美国宫颈癌死亡人数下降85%。1941年，死亡26 000人；2010年，死亡4210人。下面，我们从三方面来讲。

一、高危型HPV检测＋细胞学，是精准的子宫颈癌筛查手段

2013年，美国化学学会（ACS）/美国癌症学会（ASCCP）/美国临床病理学会（ASCP）观点：需要识别可能进展成为宫颈癌的癌前病变（最大化筛查的益处）；需要避免对一过性的HPV感染及其相对应的良性病变的探查和不必要的治疗，因为它们不一定有恶性进展（最小化筛查的潜在危害）；HPV检测的目的，不是单纯的检测HPV感染者，而是发现真正有高风险的人群。2007年之后，欧洲生殖道感染与肿瘤研究会提出新的宫颈癌筛查方案：25～64岁妇女，以HPV检测作为第一步，HPV阴性，5年后复查；HPV阳性，做细胞学检查分流。细胞学正常或交界，6～12个月复查HPV和Cyto；细胞学≥LSIL，建议阴道镜检查。复查HPV和Cyto均阴性，5年后复查；HPV阳性Cyto＜LSIL或者HPV阴性Cyto临界，6～12个月复查；复查Cyto≥LSIL，建议阴道镜检查。目前我们对于筛查流程的设想得到了验证，25～64岁妇女，以HPV检测作为第一步，HPV阴性，5年后复查；HPV阳性，行细胞学检查。正常、临界或轻度，HPV 16/18分型或p16或其他标志物检查，均阴性3～5年复查；任何一项阳性，行阴道镜检查。细胞学检查≥中度，行阴道镜检查。2015年美国癌症学会（ASCCP）/妇科肿瘤学会（SGO）过渡期筛查指南指出：筛查年龄为25岁，HPV检测阴性可3年后再筛查；HPV16/18阳性者风险高，需转诊阴道镜；除HPV16/18之外的HPV型别阳性可采取细胞学分流。临床上使用HPV作为初筛，只能选择经美国食品药品监督管理局（Food and Drug Administration，FDA）批准具备该适应证的HPV方法。FDA对HPV临床适应证的批准中指出，具备对应适应证的HPV检测产品：2000年3月，用于ASCUS的分流——HC2 cervista Cobas HPV Aptima；2003年4月，对大于30岁以上的女性，与细胞学联合用于宫颈癌的筛查-HC2 cervista Cobas HPV Aptima；2014年4月，对25岁以上的女性，单独用于宫颈癌的一线筛查——Cbas HPV。国家食品药品监督管理局对HPV检测方法的要求规定，HPV检测试剂应只针对高危型HPV型别，鉴于HPV病毒载量与宫颈癌风险尚无明确相关性，且标本采集方法不利于量值溯源，建议HPV检测试剂的定位为定性检测，不建议进行定量或半定量检测试剂注册。HPV检测试剂，需提供阳性判断值确定资料，申报一线初筛临床用途的，需提供相关临床验证，否则不得单独使用进行宫颈癌筛查。

二、HPV16/18基因分型，有助于高风险人群的风险分层管理

宫颈癌筛查的最佳策略有各种观点、各种尝试、各种经验，以CIN2＋以上的5年累计发病风险作为衡量的尺度称量化管理。这一理念提出的依据/循证医学数据来源于美国Kaiser中心2003—2010年965 360名30～64岁妇女采用HPV和液基细胞学进行联合筛查和随访管理的数据，和269 329名21～29岁妇女，单独采用细胞学筛查与随访的数据，研究分析了"单独细胞学筛查"模式下，各种不同的筛查（细胞学结果）5年内CIN2＋的累计发病风险，同时也总结了联合筛查（HC2＋LBC）模式下，不同筛查结果5年内CIN2＋的累计发病风险，并提出同等风险，同等管理。美国Kaiser的研究被称为是"里程碑"的研究，因为它确定了分层管理的量化标准或标尺（即"Benchmark"）为CIN2＋的5年累计发病风险。风险量化管理概念的好处是可以应用到宫颈癌的筛查和后续临床管理中，不论是异常细胞学结果的管理还是阴道镜后/CIN随访和治疗后的管理。在风险量化管理中，细胞学单独筛查结果为ASC-US以上，联合筛查HPV（＋）/Pap（－），说明发生高级别宫颈细胞内瘤变风险＞5.2，转诊阴道镜。细胞学单独筛查ASC-US或者联合筛查HPV（－）/LSIL、HPV（－）/ASC-US，6～12个月随访；Pap（－）或HPV（－）/Pap（－），5年后随访。对于Cotest（－），5年后复查发生CIN2～3的风险是0.1%；Pap（－）3年后复查发生CIN2～3的风险是1%；ASC-US、HPV（＋）/Pap（－）1年后联合筛查发生CIN2～3的风险是5%～10%；LSIL、HPV16/18/ Pap（－）阴道镜检查发生CIN2～3的风险是5%～10%；ASC-H

经LEEP、CKC后发生CIN2～3的风险是50%；HSIL经电锥切、冷刀锥切（LEEP、CKC）后发生CIN2～3的风险是80%。细胞学阴性但HPV16阳性的女性，其发生CIN2以上病变的风险是13.6%，即平均每8个中就有一个存在≥CIN2的高度病变。因此对于30岁以上妇女，细胞学阴性，HPV16/18阳性，直接行阴道镜检查。

三、宫颈癌筛查策略新进展——HPV检测在中国宫颈癌筛查中的位置

中国幅员辽阔，人口众多，发展不平衡，怎样建立一个适合自己的筛查方针呢？自2007年，欧洲开始推行HPV用于一线筛查。2014年，西班牙宣布HPV作为初筛；2015年，挪威、意大利试行HPV作为初筛（cobas）。在美洲，2014年4月，美国批准HPV用于一线筛查；2014年6月加拿大批准HPV用于一线筛查。在亚太地区，2014年澳大利亚政府宣布将HPV用于一线初筛；2015年，中国政府两癌筛查项目启动对HPV用于一线初筛的评估。2014年12月3日WHO在墨尔本发布的《子宫颈癌综合防治基本实践指南》（第二版）指出，利用HPV检测筛查女性预防宫颈癌，随着HPV检测的普及，筛查的频率将降低，一旦女性筛查结果为阴性，则在至少5年内不用再筛查，但在10年内需再次筛查。与其他类型的检测相比，HPV检测将大大节约医疗卫生系统的成本。

联合筛查之所以有很多益处，主要是因为包含了hrHPV检测－细胞学带来的益处比较有限。细胞学检查并非没有成本，阴性检查者的成本，阳性受检者的成本，初筛使用HPV检测，使得筛查更为简易。凯撒（Kaiser）研究：联合筛查后随访30万人，单独细胞学，阴性者发生CIN3的风险明显高于单纯HPV阴性者；单独HPV检测，阴性者发生CIN3的风险，只是略高于联合筛查阴性的女性；联合筛查的效力主要来自hrHPV检测，细胞学为初筛带来的益处比较有限。2014年KPNC研究：100万人中，单独HPV检测阴性者3年后疾病发生风险只是略高于联合筛查阴性3年后的风险，但低于联合筛查5年后的风险。

10种宫颈癌筛查策略主要分为三大类：①细胞学为主（策略1、2），是否用HPV分流（1无，2有）。②以联合筛查为主（即同时做HPV和细胞学检测，策略3、5），HPV检测是否包含16/18分型（3无，4/5有）；阴道镜转诊的分界是ASCUS还是LSIL（4是ASCUS，5是LSIL）。③以HPV为主（策略6～10），HPV检测不包含16/18分型（6、7），是否细胞学作为分流（6无、7有）；HPV检测包含16/18分型（8、9、10），是否细胞学作为分流（8无、9/10有）；阴道镜转诊的分界是ASCUS还是LSIL（9为ASCUS，10为LSIL）。经过以上精确筛查，风险分层，我们认为对16/18分型的HPV检测，结合细胞学分流的筛查策略，可最佳平衡筛查敏感性和特异性。通过各种筛查策略比较，我们认为单纯细胞学筛查敏感性差，单纯HPV检测，阴道镜转诊率高，HPV16/18的分型，可帮助提高敏感度、控制阴道镜的转诊。HPV test结合细胞学及其风险量化管理（ER-EM），可提高CIN3的检出率，并可有效控制阴道镜数量。LSIL或ASCUS为界，减少阴道镜转诊，不降低敏感度，推出"风险分层、量化管理"，形成最佳、最适宜的初筛方案。

2014年5月18日，中国HPV和宫颈癌筛查策略研讨会提出如下意见。

1. 中国人口众多，缺乏有力的细胞学阅片体系，因此，对以人群为基础的筛查，HPV检测更适用于一线初筛，对有经济能力的个体筛查，HPV和细胞学的联合检测仍为最佳选择。采用HPV检测进行宫颈癌筛查的目的是发现CIN2＋的高风险人群，对检测方法的临床敏感性进行临床试验（cut off值）至关重要。HPV16/18分型在HPV初筛中对风险分层的管理意义重大，比HPV负荷更为重要。

2. 先用含16/18分型的HPV检测，再做细胞学检查。HPV阴性，常规筛查；其他12种hrHPV（＋），行LBC，Pap（－），12个月后随访；ASCUS，转诊阴道镜；HPV 16/18（＋），转诊阴道镜。

3. 筛查后的管理。HPV16/18阳性者，以人群为基础的广泛筛查中，直接转诊阴道镜；医疗资源充足时，门诊受检者建议直接转诊阴道镜。阴道镜检查发现高级别病变，无须细胞学检查；阴道镜检查不满意，可进行细胞学检查作为后续管理依据。其他12种HPV阳性者，基于"同等风险同等管理"的原则，无须具体分型，可通过细胞学分流。2014年12月10日，中国宫颈癌筛查高峰论坛专家共识：HPV用于一线初筛的证据充分，政府和妇产科学会尽快制定适合中国人群的筛查指南，指导临床应用。在指南制定中，应考虑筛查起始、终止年龄；筛查策略需分别考虑机会性筛查和人群筛查；目前FDA批准用于一线初筛的HPV检测方法只有一种，如何规范在中国用于筛查HPV检测方法。2012年CAP/ASCCP推荐，p16作为宫颈癌前病变诊断的生物标记物。2014年WHO女性生殖系统肿瘤分类（第四版）中提出，p16免疫组化可以很好地用于评估HSILS。p16/ki-67双染，位于同一细胞内，提示细胞周期失调，独立于形态学，易于检出病变细胞，提高诊断灵敏度。

当正常宫颈遭遇HPV感染以后，HPV多数可以被清除，如果没有清除，多数在几年后发生不同程度的CIN，甚至发展为宫颈癌。如果我们能够及时阻断，分级预防，就可以避免宫颈癌的发生。关键要有一个好的方法、好的流程、好的管理。疫苗的开发对于宫颈癌的防治工作非常重要，一定要在2016年完成。宫颈癌是可以预防、可以治疗，甚至是可以消灭的。中国细胞学检测现状是细胞学技术人员缺乏，细胞学质量控制无力、细胞学敏感性较低，我们接下来的路程还很远，需要今后不懈的努力。

（本文发表于2015年6月的"妇产科在线"，为郎景和在

第一届CSCCP会议上的演讲内容。）

解剖与功能，修复与重建

女性生殖系统发育异常的专著并不多，此书的出版值得庆幸道贺！

女性生殖器官的出生缺陷及发育异常，虽然不是常见病，但我国人口基数大，估算亦有数百万之众！又多发生于青少年，对其身心健康与成长，以至婚姻、家庭与社会都是严重问题，况且也涉及民族繁衍与人口质量。

我国是出生缺陷比较高发的大国，包括女性生殖系统发育异常，这是重要的民生问题，我们应努力解决其中的科学问题。近年，中国学者已经在女性生殖器官异常的发生、临床表现、诊断分型以及处理等方面取得了丰富的经验和斐然的成绩。

诚如对阴道斜隔综合征的命名和分型、阴道闭锁的分型与处理，以及先天性无子宫、无阴道（MRKH综合征）的处理，均有独到的矫正、再造技术方法，又有新时代的生物补片与再生医疗……还应指出的是，女性生殖系统发育异常的机制微妙，临床分型繁复，我国生殖内分泌学的开拓者、北京协和医院葛秦生教授关于从染色体—性腺—器官的发育轴链，使我们对其发生、分类及表象的认识更为清晰。

所幸，这些内容在本书中都得到较为详尽地论述。著者又融入了自己的经验，并把影像学检查、实验室研究整合于一体。还有具体的病例加以剖析，注重临床思维，注重心理疏导，注重家庭社会理解支持及医患合作等，都是本书可圈可点之处。

关于生殖道畸形的专著的确凤毛麟角，我们能得到的有《女性生殖器官发育异常——微创手术及图谱》（朱兰、Felix Wang、郎景和著，人民卫生出版社，2010）、*Atlas of Surgical Correction of Female Genetal Malformation*（Zhu Lan、Felix Wang、Lang Jinghe，Springer，2015）——仅有的一部英文专著）以及《阴道成形术》（罗光楠，人民军医出版社，2009）。现今，又有一只奇葩开放于这个尚属偏小的花园，依然增色不少。我们当然希望有更多的鲜花齐放！

我还期望，应该有更大的合作，发挥病例多、病种多的优势，形成丰富的标本库，加强遗传学研究，逐渐制定、推广临床操作规范。普及新理论、新观念、新术式，并形成基础医学家、妇产科医生、整形科医生、影像科医生、心理科医生、生物材料专家携手共进的亚专业或边缘学科技术队伍，更好地发展这一亚学科，为青少年及妇女健康作出新贡献。

这本书可以是个助力！

是为序。

（本文摘自黄向华主编的《女性生殖系统》序言，该书于2018年出版。）

努力实现消除宫颈癌

宫颈癌仍然是妇女的第一杀手。

从20世纪90年代起，宫颈癌的防治有了革命性变化。这就是：液基细胞学和宫颈细胞学贝塞斯达报告系统（TBS分类法）代替了传统的巴氏染色及分类，开始了人乳头状瘤病毒（HPV）的检测以及HPV疫苗的使用。但是，我们依然面临艰巨的任务和挑战，我国人口众多，经济、文化、医疗卫生发展不平衡，宫颈癌的患病率和死亡率均较高，宫颈癌的筛查政策和实践以及子宫颈上皮内瘤变（CIN）诊治规范化和管理都亟待提高。

宫颈癌是目前唯一明确的，由于HPV感染所致的癌瘤，这为防治之前行提供了通透之门。宫颈癌的防治，可以概括为几大步骤或台阶：预防HPV感染为先导，治疗感染在研究，筛查实践是基础，CIN管理很重要，浸润性宫颈癌治疗要提高。

在这一过程中，特别是在筛查策略和实践中，阴道镜检居"中轴"地位，起重要作用。阴道镜检不仅有镜下观察与判断，而且可择取活检做组织学诊断。所以它应该是妇科医生，特别妇科肿瘤医生、宫颈癌防治工作者的必备技术。

本书是阴道镜检的实用教材，不仅由该方面有丰富经验的临床专家撰写，而且有资深病理科医师合作；不仅荟萃了国内外的技术进展，而且突出我国学者自己的经验及特长；不仅有相关论著发表，而且开办了学习班、讨论会和学术交流会等推行实践。所以，可以认为本书是集国内与国外、理论与实践、教学与研究、普及与提高于一体的，系统性、理论性、实用性相结合的专题技术参考书。

我还以为，阅读本书，或成为一名成熟的阴道镜检医生，应留意以下四个问题。

其一，应该掌握宫颈癌发生、发展，预防、诊断与治疗的全面知识，特别是阴道镜检在筛查、在CIN管理过程中的地位和作用。而不是只盯在镜下的一时一点。

其二，像医学或临床医疗的诸多问题一样，病变及其表现的偶然与必然、多见与少见、正常与异常等都是复杂多变的，我们必须全面、辩证地观察问题，解决问题。不能以点带面，以偏概全。

其三，疾病诊治有规范，阴道镜检也有规范，从描述到命名，从分类到评分，从判定到诊断，从结果到处理，都应规范化。同时要注意个体化，掌握适应证，避免混乱与滥用，达到必要与准确。

其四，筛查制度的建立会越来越完善，防治措施的施行也会越来越好，HPV疫苗将会带来保护和安全。但我们仍然要做筛查，仍然要做HPV检测，仍然要做细胞学检查，仍然要做阴道镜！

只是要做得更好、更准。

我国已颁布"健康中国2030年计划纲要"，包括"两癌"筛查；世界卫生组织提出在2030年消除HPV感染，进而消除宫颈癌。这是契机、是挑战、是号令！希望这本书也能够在这一伟大战略和行动中发挥一点作用。

感谢编著们！感谢读者与同道们的关注、支持和批评。

（本文摘自陈飞等编著的《阴道镜检》序言，该书于2019年3月出版。）

子宫内膜异位症和肿瘤：兼论子宫内膜异位症恶变

子宫内膜异位症（以下简称"内异症"）业已成为妇科的常见病，内异症累及10% ～ 15%的育龄妇女，发病率不断上升，有"现代病"之称；内异症引起慢性盆腔疼痛（80%）、不育（50%），并形成病变结节或包块，严重影响女性的健康和生活质量，被称为"良性癌"；内异症病变广泛，形态多样，具有侵袭性和复发性，被称为"难治之症"。

值得重视的是，内异症不仅仅是所谓的"良性癌"，其具有癌瘤的临床特性，也与肿瘤密切相关，而且还易发生恶变。

一、内异症是一种类肿瘤疾病

内异症是个复杂的，甚至有些扑朔迷离的疾病。早在1998年世界内异症大会上，就提出内异症是遗传性疾病、炎症性疾病、免疫性疾病、出血性疾病、激素依赖性疾病和器官依赖性疾病，可谓名目繁多、莫衷一是。

还不止于此，进一步研究认为内异症是一种子宫内膜疾病（因其发生与子宫在位内膜密切相关）、干细胞疾病和类肿瘤疾病。也可以认为内异症不是一个单纯的疾病，而是一组综合征；它不仅是常见病、多发病，亦是一种慢性病，也应该像对待糖尿病、高血压等疾病一样实施长期管理，不断解决疼痛、包块、不育和复发等问题，将手术、药物、助孕等治疗方法整合起来，形成联合、序贯，长期治疗与管理措施，以提高其治疗效果。

应该特别注意其肿瘤特性。内异症引起广泛的粘连，形成结节与包块，极易播散、转移和复发，具有明显的肿瘤特性。其实，内异症发生或形成的基础就是粘连、侵袭和血管形成，其本身亦是肿瘤的分子生物学特质，包括与肿瘤相似的蛋白表达或功能差异。这些表现在卵巢子宫内膜异位囊肿尤为突出，通常形成卵巢肿块，早在1973年的卵巢肿瘤分类中，就已将其归为瘤样病变。所谓"卵巢瘤样病变"，鉴别比较复杂，在临床或病理上亦常与真性肿瘤相混淆。况且，卵巢内异症可以形成真正的肿瘤，或许是卵巢上皮性肿瘤的一种来源。

二、内异症与肿瘤

从遗传学角度来说，内异症不仅有遗传倾向，而且有与肿瘤相似的遗传因素、基础和作用。

越来越多的研究证据表明内异症发病有遗传倾向。内异症的发病在人类和恒河猴中均呈家族聚集现象。单卵双胎的发病有一致性，非双胎姐妹中，内异症首次出现症状的年龄相近；内异症患者一级亲属的发病率是正常人群的6～9倍。运用磁共振成像进行疾病流行病学分析发现，重度内异症患者的姐妹之间内异症的发病率高达15%。这些都提示内异症的发病可能有遗传因素作用或与卵巢癌相似，是由多位点基因和环境因素相互作用导致的一种多因素遗传性疾病。

研究发现内异症患者及亲属患乳腺癌、卵巢癌、黑色素瘤及淋巴瘤的风险增加，内异症患者罹患恶性肿瘤的相对风险为1∶18。Rossing MA等报道有内异症病史的妇女患子宫内膜样癌及透明细胞癌的风险增加3倍。2007年梅林（Melin A）发现，内异症使内分泌肿瘤、卵巢癌、肾癌、甲状腺癌、脑肿瘤、恶性黑色素瘤及乳腺癌的风险增加，而患宫颈癌的风险下降。内异症患者患恶性肿瘤风险增加同样提示内异症和某些恶性肿瘤可能有共同的病因

（表1-1）。

表1-1　内异症合并癌瘤的风险

癌瘤名称	例数	比率	95%可信区间（CI）
所有类型	738	1.18	1.1 ～ 1.3
乳腺癌	170	1.27	1.1 ～ 1.4
卵巢癌	29	1.92	1.3 ～ 2.8
非霍奇金淋巴瘤	28	1.79	1.2 ～ 2.6

日本的一组报告称，日本妇女患卵巢癌发生率为0.03%，而卵巢内异症患者的卵巢癌发生率是0.7%，增加了23倍。

三、内异症与卵巢癌

早在1925年，桑普森（Sampson）就指出"子宫内膜异位症有时可以发生恶变"。随着内异症发病率的增加以及对内异症恶变认识的提高，相关文献亦逐渐增多，一般文献报告的0.7% ～ 1.0%的恶变率可能是个保守的数字。

（一）流行病学研究及发生部位

大量针对内异症及卵巢癌的临床流行病学研究明确提示，内异症的存在与卵巢上皮性肿瘤的发生具有密切联系。布林顿（Brinton）等报道的一项20 686例内异症病例的临床研究发现，内异症患者较之一般人群，具有较高的患恶性肿瘤风险（SIR 1.9，95% CI 1.3 ～ 2.8），并且随着内异症病程延长该风险显著增加。Melin等通过追踪一个25 430例卵巢内异症的队列研究亦有相似发现（SIR 1.77，95% CI 1.38 ～ 2.24）。Kim等对13项病例对照研究和3项队列研究的荟萃分析也证实内异症为卵巢癌发病的重要危险因素（RR 1.265，95% CI 1.214 ～ 1.318）。Gadducci等报道的卵巢内异症患者总体恶变风险为0.2% ～ 2.5%，且大多发生在60岁前。

不同病理类型的卵巢癌与内异症的亲疏关系亦有巨大差异，其中以卵巢透明细胞癌与卵巢子宫内膜样癌较为密切。尼耐特（Nezhat）等通过总结29项病例研究发现，内异症相关的浆液性癌占浆液性癌总数的4.5%，且绝大多数为低级别浆液癌，黏液性癌占1.4%，而透明细胞癌与子宫内膜样癌分别为35.9%和19%。罗辛（Rossing）等对812例卵巢癌患者的病例对照研究亦证实，相比普通人群，内异症患者罹患卵巢透明细胞癌及子宫内膜样癌的风险高出2～3倍，而患其他组织类型卵巢癌风险则无明显差异。

一个重要的部位概念是内异症相关卵巢癌（endometriosis-associated ovarian cancer，EAOC）和卵巢外内异症相关的癌瘤（extraovarian endometriosis-associated cancer，EOEAC），前者占80%以上。

著名妇科病理学家莫斯托福兰德（Mostoufizadch）和斯库利（Scully）复习了1925年至上世纪80年代的文献，显示恶变的部位主要在卵巢，卵巢外癌以腺癌为主。其后的材料亦证明，卵巢癌外累及的部位依次为肠道（5.2%）、盆腔（3.5%）、直肠阴道隔（3.3%）、阴道（2.1%）、剖宫产瘢痕（0.9%）、外阴及会阴切口（0.7%）、膀胱（0.6%）、腹股沟（0.6%）、脐（0.3%）、胸膜（0.9%）、输尿管（0.1%）、闭孔淋巴结（0.1%）。因此，我们重点叙述内异症与卵巢癌，或EAOC。

（二）内异症恶变或EAOC的诊断及临床特点

桑普森（Sampson）于1925年首先描述了内异症的恶变并提出诊断标准：①在同一卵巢中，内异症与癌组织并存；②二者共存的卵巢为原发灶，除外转移；③内异症与癌组织学关系相类似。1953年，斯科特（Scott）认为应在上述基础上加上④有良性内异症向恶性组织过渡的组织形态。该诊断标准近年无新的变化。

多数卵巢内异症恶变的病理类型为透明细胞癌和子宫内膜样癌。偶有肉瘤或多种类型肿瘤共存的报道。

北京协和医院病例资料提示，在合并内异症的卵巢癌中，子宫内膜样癌和透明细胞癌所占比例明显高于其他类型。而且，二者合并内异症时细胞分化较好，5年生存率高。2008年日本川口（Kawaguchi R）总结18例卵巢内异症恶变病例，结果显示，其恶变平均年龄为45.2岁，左侧多见，组织学类型61%为透明细胞癌，子宫内膜异位症相关的恶变预后较同期别卵巢透明细胞癌好。奥雷佐利（Orezzoli JP）等报告了卵巢内异症相关的透明细胞癌的预后分析，结果显示，自1975年至2002年间84例透明细胞癌患者，合并内异症者41例，其中15例证实肿瘤来源于内异症。来源于内异症的透明细胞癌患者比其他透明细胞癌患者年轻10岁。合并内异症患者多数肿瘤为早期（66% vs 42%）。合并有内异症的透明细胞癌患者平均生存时间明显长于无内异症的患者（196个月 vs 34个月）。确诊时，肿瘤的期别高和不合并内异症是不良结局的重要预后因素。

（三）内异症恶变来源与不典型内异症

基于内异症发生经典的"经血逆流"学说，大多数观点认为EAOC直接起源于经输卵管逆流种植于卵巢表面的异位子宫内膜病灶，在后期反复出血损伤及慢性炎性刺激下发生恶变，并由此提出了"不典型内异症"（atapical endometriosis，aEM）的概念。不典型内异症主要表现为异位子宫内膜样腺体出现异型性，具有以下特点：①细胞核出现中—重度异型性，伴有深染或苍白；②核质比增大；③细胞排列密集、复层或呈簇状突；④可伴有腺体形状异型性。

不典型内异症被认为是EAOC的典型癌前病变，可介乎于良性内异症与癌组织间连续存在，而被称作"交界性"或"过渡状态"，抑或单独出现。福纳加（Fukunaga）等总结的54例EAOC中，33例（61.1%）有不典型内异症检出，而在一般内异症人群中不典型内异症发生率仅为1.7%～3.0%。

另一种学说则认为，子宫在位内膜本身的异常是导致内异症形成和恶变的根本因素，又称为"在位内膜决定论"。一些研究表明，过去认为的某些异位内膜特有的分子改变于在位内膜中亦有出现。临床病例分析也发现，相较于普通卵巢癌，EAOC有更高机会合并子宫内膜病变。而后续分子水平研究亦证实同时遭遇卵巢子宫内膜样癌和 I 型子宫内膜癌的患者，其两种癌组织细胞存在近乎相同的体细胞突变和基因拷贝数改变。以上结果均提示，对部分EAOC卵巢癌而言，"坏的在位内膜"似乎更可能是其真实的起源。

近年来亦有一些新的假说被提出，试图解释部分EAOC的组织学起源。例如，桴原（Kajihara）等通过分析在位内膜、异位内膜、卵巢表面上皮及癌组织间上皮细胞膜抗原（上皮标记物）、钙网膜蛋白（间皮标记物）及肝细胞核因子1β（HNF-1β）的表达差异，提出部分HNF-1β（−）的内异症相关子宫内膜样癌可能来源于体腔间皮化生，继发恶变。Wang Yiying等则通过分析不同部位组织PAX-8表达差异进而提出，部分卵巢透明细胞癌及子宫内膜样癌可能起源于输卵管或"第二苗勒氏系统"。这些新假说的提出，促使我们全面探寻EAOC的组织学起源，同时也期待更多相关的基础与临床研究结果。

四、内异症恶变的分子机制

内异症本身即是由多个因素和环节交叉影响共同作用的结果，而内异症恶变的机制和过程则更是一个复杂而模糊的领域。随着多层面研究推进，目前认为其可能与腹腔内环境中氧化应激状态、性激素代谢、细胞因子调控异常等多环节相关。此外，近年来随着第二代高通量测序技术的普及，基于分子生物学水平的研究亦揭示了一些在内异症恶变过程中起重要作用的基因和蛋白通路，帮助我们一笔笔描绘从内异症到卵巢癌这一重大转变的崎岖路径。

（一）氧化应激反应

氧化应激反应作为一项重要发病机制已在多个疾病领域被揭示，包括心血管疾病、糖尿病、神经退行性病变、肺纤维化等。大部分卵巢内异症患者均存在反复腹腔内出血及吸收机化过程。反复的腹腔出血所致的亚铁血红素及游离铁在内异症病灶内的积聚促进了病变部位活性氧的大量形成，产生氧化应激反应。内异症细胞由于长期直接暴露所引起一系列细胞成分损伤，被认为是良性内异症向卵巢癌转变的重要驱动因素。

氧化应激的直接结果一般是导致细胞死亡，但部分细胞可通过提高自身抗氧化防御能力而获得存活，同时也会伴随DNA和细胞膜的损伤，因而更易表现出恶变潜能。

（二）雌激素代谢变化

高雌激素状态被明确认为和部分妇科肿瘤如乳腺癌、Ⅰ型子宫内膜癌的发生发展存在直接联系。对于EAOC而言，高雌激素状态可参与诱导异位内膜组织内更多的雌激素积累，从而促进内异症的恶性转变。研究发现内异症组织中有高水平的芳香化酶和极低水平的Ⅱ型17β羟类固醇脱氢酶，而正常内膜组织中却恰好相反。以上改变促进了内异症组织内雄烯二酮和睾酮向雌二醇转化，同时又抑制了雌二醇向雌酮的代谢，使得内异症组织内雌二醇积聚，长期的高雌激素水平可通过刺激IL-8和PGE2等因子分泌，加速细胞增殖和组织修复，而同时伴随的则是更多的DNA损伤和突变概率。

近年来激素代谢研究发现雌激素代谢可能还在EAOC的组织亚型分化中起重要作用。免疫组化研究结果表明在EAOC中，子宫内膜样癌常常大量表达雌激素及孕激素受体（ER、PR），相反透明细胞癌几乎不表达。由此，一些学者提出了EAOC发生的二元模型假说中，内异症恶变过程中ER数量的变化可能直接决定了病理分化方向。高ER表达的雌激素依赖型肿瘤如子宫内膜样癌，低ER表达的非雌激素依赖型肿瘤如透明细胞癌。

（三）免疫系统异常

免疫反应在子宫内膜异位症（EM）发生发展及恶变中可能起一定作用。EM患者腹膜中激活的巨噬细胞减少、自然杀伤细胞（natural killer cell，NK）和T细胞毒性减弱，而异位子宫内膜微环境中具有免疫抑制作用的Treg细胞增多，其调节因子Foxp3水平上调，可能导致EM病灶微环境中细胞免疫减弱、异位子宫内膜细胞清除减少。这在卵巢癌有同样的发现，两者可能存在类似的免疫系统失常，为后续研究EM恶变机制及治疗提供新思路。

（四）分子遗传学改变

包括单核苷酸多态性、杂合性丢失（LOH）、长散在重复序列-1（long interspersed nuclear elements，LINE-1）、甲基化减少、ARID1A基因突变、PTEN失活以及K-Rass基因突变，以及一些信号通路的异常等。

总之，EM恶变机制尚未完全清楚。目前研究提示，可能与异位子宫内膜微环境中铁离子诱导氧化与抗氧化失衡、雌孕激素代谢异常、免疫系统异常，以及多种遗传相关信号通路异常有关，是多种因素共同作用的结果。未来针对内异症恶变及EAOC的基因进化树分析、表观遗传学研究，以及针对目前现有分子遗传学研究结果进行深度生物信息学分析，可能成为内异症恶变领域的主要突破方向。此外，对EM恶变机制的进一步研究将有助于临床对恶变高危患者的筛查，以及对EAOC的早期诊断和个体化治疗。

五、内异症恶变研究的基础与临床意义

（一）深入对卵巢癌发生的再认识

1. 一项大组流行病学研究共纳入13 226名对照及7911例上皮性卵巢癌患者的荟萃分析，发现内异症患者发生卵巢透明细胞癌、低级别浆液性癌及子宫内膜样癌的比值分别为3.05、2.11及2.04，而不增加高级别浆液性癌及黏液性癌的风险。

　　口服避孕药（OCs）可以减低1/3的卵巢癌发病风险。传统观点认为其原因系OCs抑制排卵，近年认为OCs减少经血回流可能是主要原因。与经血逆流有关的输卵管结扎遭遇卵巢子宫内膜样癌及浆液性癌的风险分别为0.40及0.73。

　　2. 近年热议的卵巢癌发生的"二元论"表明，Ⅰ期卵巢癌之透明细胞癌、子宫内膜样癌、低级别浆液性癌、移行细胞癌等，与内异症相关。2012年国际妇产科联合会（FIGO）的癌症报告（表1-2）亦明确表明卵巢子宫内膜样癌、透明细胞癌（特别是早期）可能的癌前病变和组织来源是内异症。

表1-2　卵巢癌的主要类型《2012年国际妇产科联盟世界妇产科大会癌症报告》

	高级别浆液性癌	低级别浆液性癌	黏液性癌	子宫内膜样癌	透明细胞癌
确诊时肿瘤期别	晚期	早期或晚期	早期	早期	早期
可能的癌前病变/组织来源	卵巢表面上皮包含腺体化生/输卵管伞	浆液性交界性肿瘤	腺瘤－交界性肿瘤－癌、畸胎瘤	子宫内膜异位症腺纤维瘤	子宫内膜异位症腺纤维瘤
遗传易感性	BRCA1/2	不详	不详	HNPCC	不详
分子学异常	P53和pRb通路	BRAF或K-ras	K-ras	PTEN、β-catenin、ID1A、K-ras、PIK3CA、MI	HNF-1β、ARID1A、PIC3CA
增生情况	高	低	中度	低	低
化疗敏感性	80%	26%～28%	15%	不详	15%
预后	差	尚可	尚可	尚可	一般

　　这些结果使我们深入与拓展了对卵巢上皮癌发生的思考，除了输卵管的作用，从子宫在位内膜到卵巢内异症，可能是又一个生癌因素，至少是发生

的一个途径。新近我们的一项关于子宫内膜样癌和卵巢上皮癌"双癌"的研究与既往的报告不同，研究结果显示它们可能不是独自发生在子宫和卵巢的癌，而是一种转移，也以子宫内膜样癌发生在先，转移至卵巢在其后。

（二）内异症恶变的临床相关因素

1. 年龄。大量研究提示年龄与EAOC风险之间有一定相关性。相较之非EAOC，EAOC患者更为年轻，其平均年龄在40～55岁。内异症发病早或内异症病史长的患者卵巢癌风险增加。文献报道，30～40岁诊断卵巢子宫内膜异位症或病史长10～15年的患者风险最高，分别为无内异症者的2.36倍或2.23倍。有学者提出EAOC是一个与40～60岁年龄段相关的疾病。北京协和医院对1038例45岁及以上内异症患者的年龄分层结果显示，45～49岁、50～54岁、55～59岁年龄段的患者中EAOC的发生率分别为1.7%（13/751）、5.6%（12/215）、10.0%（5/50），随着患者年龄的增高EAOC的发生率明显增高（$P < 0.05$）。

2. 绝经状态。绝经状态与内异症本身及卵巢癌风险密切相关。小林（Kobayashi）等对6398名卵巢子宫内膜异位症患者的队列研究中发现，绝经状态是EAOC的独立影响因素，绝经女性内异症恶变风险是未绝经女性的3倍。但卡丹（Kadan）等的研究没有发现绝经状态具有统计学差异。上述差异可能与内异症的发生及诊断时间有关。内异症诊断存在滞后性，而绝经后诊断内异症的女性，可能具有长期未诊断未治疗的内异症病史。

3. 雌激素与高雌激素水平。雌激素是否与内异症恶变相关尚不明确。梅林（Melin）等对220名EAOC与416名内异症患者病例对照研究中发现，二者在接受外源性雌激素（激素替代治疗）方面无统计学差异。但在无孕激素拮抗的雌激素替代治疗和BMI $> 27\text{kg/m}^2$患者中发现卵巢癌风险增加。故临床中仍应注意与高雌激素水平相关特点与恶变风险的关系，包括初潮早、绝经晚、肥胖以及无孕激素拮抗的雌激素替代治疗。

对于早绝经的内异症患者，绝经后是否进行激素替代治疗以及该治疗是否安全尚缺乏大样本临床研究证据。有学者提出对于绝经后内异症患者激素替代治疗建议：①年龄＜45岁、已进行双侧输卵管卵巢切除且无残留病灶的患者，激素替代治疗益处大于恶变风险；②没有进行双侧输卵管卵巢切除或存在明显残留病灶，年龄≥45岁或绝经症状轻或没有症状的患者，避免激素替代治疗；③没有进行双侧输卵管卵巢切除或存在明显残留病灶，严重的绝经症状或绝经年龄＜45岁的患者，可以考虑激素替代治疗，治疗过程中严密随诊。

4. 包块。在对内异症患者的随诊中，卵巢包块是重要的观察指标。近年来国外大样本研究发现，卵巢包块直径≥9cm、包块具有血流信号丰富的实性部分均是内异症患者卵巢癌风险的独立影响因素，其发生风险分别为5.51、23.72。另外，在卵巢内异症患者临床随诊中，还需注意包块是否有明显增大趋势。有研究发现90%的EAOC患者在诊断卵巢内异症后的半年内包块增大1倍。北京协和医院研究显示，包块（≥8cm）是内异症恶变的独立影响因素（$OR = 6.566$）。

5. 孕产次。内异症与不孕密切相关，可能与内异症改变盆腔微环境、解剖结构、免疫、内分泌等方面有关。对内异症患者孕产史与恶变风险相关分析发现，多次分娩对内异症患者卵巢癌风险具有一定保护趋势。梅林（Melin）等对63 630名内异症患者卵巢癌风险与产次关系进行了队列研究，布林顿（Brinton）等对不孕原因进行分组比较后发现，内异症相关不孕的女性卵巢癌风险最高，其风险是普通人群的2.48倍，内异症相关原发不孕的女性卵巢癌风险甚至是普通人群的4.19倍。

6. 疼痛节律。既往有学者提出内异症患者疼痛节律改变是恶变的危险因素之一。北京协和医院研究结果显示，痛经与内异症恶变呈负相关，OR ＝ 0.12，而不规律的慢性腹痛与内异症恶变显著相关，OR ＝ 3.38。该研究结果提示，需要特别重视有慢性盆腔痛内异症患者的恶变风险，痛经在某种程度上或许是恶变的保护性相关因素。

7．CA125。仅有50%的早期卵巢癌患者有CA125升高，而内异症本身也与CA125水平相关。研究发现EAOC与良性内异症患者CA125水平无统计学差异，其风险临界值在43 ～ 165U/ml，因此对内异症恶变的诊断缺乏特异性。HE4，即人附睾蛋白4，其在正常卵巢组不表达，在内异症也不上调，在部分浆液性和子宫内膜样癌高表达，在透明细胞癌中度表达，在黏液性癌不表达。对于卵巢癌诊断，HE4特异性高于CA125，特别是对于早期卵巢癌的诊断，但HE4的敏感性与女性绝经状态相关。有学者提出HE4可以用于未绝经内异症患者恶变检测，CA125用于绝经后内异症患者。

（三）内异症恶变的临床警戒

依据上述文献复习和已有研究结果，内异症患者具有以下高危因素应加强监测、密切随访，警惕内异症恶变的发生：①内异症发病早或内异症病史长，特别是30 ～ 40岁诊断卵巢子宫内膜异位症或病史10 ～ 15年；②年龄≥45岁或≥49岁；③诊断内异症时为已绝经状态；④具有高雌激素水平或接受无孕激素拮抗的雌激素替代治疗，特别是肥胖者；⑤包块≥9cm；⑥与内异症相关的不孕女性，特别是内异症相关的原发不孕女性。

另外，当内异症患者出现以下临床表现时，应注意其恶变可能，积极排查、早期干预：①绝经后复发，疼痛节律改变；②影像学检查提示包块有实性或乳头状结构，血流信号丰富，或表现出明显的增大趋势。

内异症1%的恶性率可能是个低估了的数字，因为目前尚缺乏内异症恶变的大样本流调。恶变后癌瘤组织生长迅速，破坏起源组织，找不到内异症的组织学依据，所以，仍应强调以下几点。

1. 手术是内异症的基本和首选治疗，特别是腹腔镜手术。不主张"试验性治疗"，特别是"长期"试验性治疗，特别是绝经期患者。以防贻误病情，漏诊癌瘤。如对药物治疗无效，手术切除子宫和卵巢后复发，应倍加注意。

2. 卵巢外的内异症病变，出现与月经有关的症状，应注意鉴别。剖宫产、会阴切口之结节处理也要积极，以明确其性质。内异症患者虽可用激素替代治疗，但要符合"两高一低"，并加用孕激素，进行严密监测，以防内异症复发和恶变。

3. 现今临床及病理研究表明，内异症之侵袭、转移和复发性乃是恶性肿瘤的临床特征；组织形态上，尽管内异症腺体和间质不是癌，但可表现恶性肿瘤的某些形态学特征，如细胞器增多、纤毛细胞增多变长、腺体易于向子宫基层深入等，都值得进一步关注。

4. 还应重点研究内异症恶变之预测和性质评价。

5. "在位内膜决定论"为子宫内膜异位症恶变的研究打开了新的局面。卵巢子宫内膜样癌并发子宫内膜样癌者高达20%，约30%的卵巢子宫内膜样癌与内异症有关，而子宫内膜样癌和卵巢癌同时发生的病例中合并内异症者高达54.5%。在子宫内膜样癌和卵巢癌共存病例的组织中，能够同时检测到hMLH1的甲基化，可以认为hMLH1甲基化为在位内膜与异位内膜恶变的共同致病因素。检测hMLH1甲基化对内异症恶变诊断的特异度和灵敏度分别为88.2%及53.3%，可作为重要的生物标志物。

六、结语

内异症是日趋增多的常见病，恶变并不罕见，应重现其恶变及恶变机制的研究。内异症和卵巢透明细胞癌及子宫内膜样癌有明确关系。卵巢癌发生的"二元论"更趋于认为卵巢透明细胞癌及子宫内膜样癌起源于子宫在位内膜或内异症。内异症恶变有其临床特征，应保持高度警惕。不典型内异症具有恶变的潜能，可以认为是癌前病变。内异症恶变及不典型内异症的术前诊断仍然是困难的，要慎用"试验性治疗"。

内异症的早诊断、早治疗是防治恶变的最好策略。"在位内膜决定论"不仅对内异症的发病，也对内异症恶变、内异症与癌的关系提供了深入研究的途径。以此寻找更特异的生物标志物及差异基因，将对筛查、预测及诊断起重要作用。

（本文作为述评发表于《中华妇产科杂志》2019年9期。）

经典手册，必译必读

　　这是一本优秀的、值得翻译和必须推荐的妇产科学手册。

　　首先，它来自美国约翰·霍普金斯医院。1876年约翰·霍普金斯先生创办学校，1889年以霍氏命名的医院开张。在这所医院，俊杰荟萃，巨星争辉。我们所知道的"四大金刚"，就有奥斯勒（W.Osler，内科）、霍尔斯蒂德（W.S.Holsted，外科）、凯利（H.A.Kelly，妇产科）和威尔奇（W.H.Welch，病理科）。奥斯勒教授被誉为"现代医学人文之父"，他甚至说出"懂得了内异症，就是懂得了妇科学"这一使人振聋发聩、让今天的妇科大夫也尊崇而汗颜的箴言！还有凯利教授，我们最常用的手术止血钳就叫凯利钳。我们读的经典妇产科学名著几乎均出于凯利之后。

　　约翰·霍普金斯医院是百年名院，至今仍保持着美国"最佳医院"的美誉。我曾在该院看到作为"The best hospital"的海报，没有高、大、上的设备渲染，只是一个普通听诊器跃然纸上。它的意蕴很明确——最好的医院，最好的医生永远面对病人、接近病人、关爱病人。这也是本手册最好的诠释，最基本的宗旨。

　　其次，这是一本有20余年历史的传统临床手册，或可称之为青年医生必读、必备的指南。但它又不囿于陈规旧律，不断修订、更新。始终坚持侧重常见疾病、常见问题；始终坚持突出临床、强化实用；始终坚持紧跟发展、保持先进。这也是我们在制订编撰共识、指南及实用手册等"类工具"书时要遵循的原则。

再者，我们近年翻译出版了不少国外专业名著，包括WHO、FIGO、NCCN等权威机构发布的指南与共识，当然是临床的重要参考书。但也一定要结合国情民情、结合病情人情，把规范化、个体化、人性化整合于炉火，锻造于纯青。况且，完美是一种理想，而非一种刻求。有经验的医生，或者需经培训锻炼的青年医生，始终要谨记："教科书上记述典型的，临床上常常是最不典型的""不能单纯靠书上的条款和检验报告上的数字下诊断、定治疗"。

我们很欣赏原著前言中的一句话："这并不是标准意义上的对疾病进行解释的教科书，而是教你如何面对你的病人"。我们亦认为，灵与肉的结合才是医学的真谛。永远面对病人，交流是友善的、和谐的。

这就是这本书翻译甫毕，我们的一点感受，连同手册一同奉献给读者同道。

（本文为郎景和、邱琳译《约翰霍普金斯妇产科学手册》的译者序，
该书出版于2019年6月。）

《一个医生的学术评论》序

这是我1992—2019年27年间，在国内妇产科学专业主要期刊上发表的学术评论性文章的选集，共137篇，拟分上、下两卷出版。

学术评论性文章与临床或基础研究的原始论文不同，它是对某个主要问题或者新进展、新方法、新技术，以及经典抑或传统、深化抑或革新的观念的认识和评价。体现一种高度、一种深度，注重或者诠释，有一定指导性和推动力。可以不必有过多、过细的技术方法陈述，却是以事实、数据和结论，加以总结、分析与论述。所以，写评论、看评论是件重要且有益之事。

我本人当专业杂志主编多年，受命写评述性文章不少，虽然力图完成好评论的写作，但亦觉力不从心、捉襟见肘。难免有失偏颇，未臻完善。这次将其收录起来，也是一种回顾、总结、检讨。由于所写文章的时间跨度比较大，方法、观念都会有些改变和进展，但基本原则似乎没有大变，故仍有其讨论、思考和应用价值。

有价值的评论会受到关注，多被引用，如在《中华妇产科杂志》发表的"子宫颈上皮内变的诊断与治疗"（2001），"子宫内膜异位症的研究与设想"（2003），都是高引率的评论，被列入中国科学技术信息研究所颁布的全国5000多种科技期刊第一届百篇最具影响的优秀学术论文。

本书也遴选了一些新年致词、主编寄语和应时专论等，可以作为对过去的回忆，让人难以忘怀。

　　书中文章绝大多数是为我个人撰写，个别文章有他人合作或访谈，亦有标出，以示尊重。

　　感谢《中华妇产科杂志》沈平虎主任、《中国实用妇科与产科杂志》魏正强主任、《国际妇产科杂志》李淑杰主任以及宁丽博士在收集整理文稿中给予的支持和帮助。

　　感谢中国协和医科大学出版社袁钟社长、吴桂梅编辑的帮助和辛勤工作。

　　祈望读者、同道给予批评指正。

（本文摘自《一个医生的学术评论》序。）

卵巢功能不全及其健全

我高兴地读到张丹教授主编的《卵巢功能不全》一书。"卵巢功能不全"不算少见，而"卵巢功能不全"的专著却嫌少见。所以，此书问世，可喜可贺！

本书全面阐述了卵巢的发育、卵巢的功能、性周期的调控，以及其功能障碍和功能不全的诊断、治疗与预防，勾画了卵巢的全部图景和全生命周期的漫动。

我常说，产科学是妇产科学的基础，生殖内分泌学是妇产科学的内科学基础。在此，我们还可以说，卵巢或创造一个"卵巢学"，是生殖内分泌学基础——企望生殖内分泌学家编撰一本这样的书。著名妇科病理学家范嫏娣、著名妇科肿瘤学家顾美皎都出版过《卵巢疾病》专著。

卵巢居于女性内分泌系统的"轴心"地位，从垂体"指令"的下达，到性激素的分泌；从发育、周期调控，到卵子的成熟、排放；从功能运转到老化、衰竭。其中微妙的和谐，活动的节奏，顺天应人的卵之"命运"与俩性结合的人的诞生，已被科学诠释和人工导演了，但其中的问题却依然繁复不确。有遗传问题，有卵巢本身问题，有器官系统问题，有其他疾病的影响，甚至精神心理、内外环境问题的作用等，使得卵巢这块"圣地"成了"是非之地"，特别是在"多事之秋"！

也许，这正是本书要给我们讲解和回答的内容。这里重点讲卵巢功能不全的诊断、治疗和预防，但一定会有遗传问题、组织基础以及各种影响和作用因素，使我们感到丰富可读，并彰显其理论和实践意义。

书中强调了"保护"意识和观念，这是值得称道的。保护器官、保护组织、保护功能、保护心理，这"四个保护"不仅是对于卵巢，而且是对于每个人及其器官系统和组织。生理、生育、生存、生活的功能和质量又尤为重要。这也是我读过此书的主要想法。

以此感谢于著者，推荐于读者

是为序。

（本文摘自张丹主编的《卵巢功能不全》序言，该书于2019年出版。）

重视女性盆腔解剖

　　我欣喜地看到魏丽惠教授主译的第4版《盆腔解剖与妇产科手术图谱》出版。这部盆腔解剖与妇产科手术图谱是美国教授Michael S. Baggish，MD（原俄亥俄州Cincinnati大学医学院妇产科临床教授）的著作，此书是在第3版的基础上进行补充、修改、再编的第4版。本版共有15个章节的内容进行了修改，同时增加了4个新的章节，如第一部分新加了独创的"Max Brodel"盆腔解剖结构。麦克斯·布逻迪尔（Max Brodel）是世界著名医学艺术家，最早于1898年为霍华德·凯利（Howard kelly）的《妇科手术学》创作了详细精细的医学插图，闻名遐迩。第二部分增加了穹隆脱垂的经腹手术。第三部分增加了用生物和人工网片进行阴道脱垂修补术及如何预防人工网片的并发症；机器人手术等操作技巧等。本版还增加了100多个新的插图，对近200个已有插图进行彩色化，使其更加逼真。第4版分为上、中、下三卷，共分为五篇、123个章节。可谓名校大家，鸿篇巨制。

　　解剖是医学，特别是外科学的基础，是手术者的"行车路线"。解剖在病人身上，在图谱上，更要在术者的心里！包括观念、知识、技术和关爱。有各种解剖学：系统解剖、局部解剖、比较解剖和临床解剖等，及至数字医学引入的三维、可动和虚拟成像，极大地促进了诊断、治疗及手术技术发展。

　　该书的特点是将盆腹腔解剖学和妇产科手术学结合，妇科手术学及相关的外科手术学结合，文图并茂，详加注释、讲解。从盆腔局部解剖到手术步骤，由浅入深，内容广泛。是难得的既含蕴学术理论价值又具有临床实用意义的妇外科医生必读、必藏之书。书中内容几乎涵盖了妇科与产科所有手术，还包括了与盆腔相关的各个领域手术，如盆腔部位相关的肠管手术、膀胱手术及乳腺手术、美容手术等。而有些手术是在一般妇产科手术学中所或缺的，乃为独到之处，或呈互补作用。正如原著前言所说，是有史以来最完整的骨盆解剖学和妇科手术的图集。

　　本书是一部以妇产科手术为主的综合性精准解剖及手术图谱专著，已被译成各种语言文字在多国出版，此为首次译成中文版引进国内。相信该书对于妇产科临床医师、医学生都是一部有价值的身边读物，对其他相关专业，如普通外科、泌尿外科、乳腺外科的临床医师也会有参考价值。

　　我荣幸地在付梓前浏览书稿，赘言如是。并顺致对魏教授等译著者的辛劳以敬意。

（本文摘自魏丽惠主译的《盆腔解剖与妇产科手术图谱》序言，
该书于2019年出版。）

子宫腺肌病的迷惑与解惑

　　子宫内膜异位症（简称内异症）是指子宫内膜腺体和间质出现在子宫腔被覆内膜以外的部位生长、浸润、反复出血，继而引发疼痛、不孕及结节或包块等症状的疾病。子宫腺肌病（简称腺肌病）是指子宫肌层内出现子宫内膜腺体和间质，在激素的影响下发生出血、肌纤维结缔组织增生，形成的弥漫性病变或局限性病变，也可局灶形成子宫腺肌瘤病灶。

　　关于腺肌病，存在很多迷惑和问题，有很多模糊和争论。早在4000多年前的希波克拉底时代，已经有关于内异症或腺肌病的描述，时称"子宫溃疡"。1860年，腺肌病和内异症同时被德国病理学家卡尔·冯罗基坦斯基（Carl von Rokitansky）发现。19世纪末，子宫腺肌瘤（adenomyoma）的说法得到文献确定，1908年托马斯·卡伦（Thomas Cullen）第一次清楚地描述了子宫腺肌瘤的形态学和临床特点。1921年，人们认识到腺肌病病灶是由于"上皮浸润"子宫肌层造成的，但此时所谓的子宫腺肌瘤不仅包含腺肌病，也包含内异症。1925年，子宫内膜异位症（adenomyosis）从子宫腺肌瘤（adenomyoma）中划分出来，获得正式命名。1927年，桑普森（Sampson）提出内异症的"经血逆流"学说，1972年，伯德（Bird）对腺肌病作出了现代定义，一直沿用至今。

　　腺肌病的诊断也许并不十分困难。临床症状有痛经、子宫出血、不育等，但临床上 1/3 的腺肌病患者无症状。体格检查较易发现子宫增大，圆球形、质硬。影像检查（B 超、MRI）是重要的诊断依据。病理是诊断的金标准。

诚然，关于腺肌病诊断的争论亦在。一般定义腺肌病中的异位内膜应以内膜基底层以下 2.5mm 作为界值。由于采用的浸润深度的标准不同，不同研究中腺肌病的发生率也不相同，同时，有学者认为腺肌病症状和浸润深度可能没有关系。在利用超声和 MRI 发现结合带异常之后，人们开始探索腺肌病的无创诊断。与腺肌病相关的 MRI 发现包括：肌层增厚，不规则边界的结合带，出现局灶病灶或结合带与子宫外肌层厚度比率增加。将 MRI 影像和组织学发现进行比较，结果提示，结合带厚度达到或超过 12mm，才能预测内膜组织在肌层内浸润超过 2.5mm 或更深。

最令人迷惑和感兴趣的是腺肌病与内异症的发病机制。桑普森（Sampson）提出的"经血逆流"致病学说一直是经典的发病理论，月经血中有大量子宫内膜组织，是异位内膜的来源。经血通过输卵管逆流进入盆腔，生根、生长、生病，形成内异症。包括侵入子宫肌层，形成腺肌病。但近百年来围绕桑普森学说存在很多争议和质疑：为什么大部分异位内膜并不致病？为什么经血到不了的组织也会发病？类似的争议也发生在腺肌病中：为什么很多患者并无有创操作史？为什么很多腺肌病没有症状？于是，关于腺肌病和内异症的病因有了很多其他学说。如化生学说，是对桑普森学说最普遍的一种"异议"，认为腺肌病是由胚性多能米勒管遗迹移位引起。直肠阴道隔内异症被认为是一种子宫外的腺肌病病灶，它在病理和临床特点上与腺肌病病灶相似，似乎支持这种起病理论。

经典的"经血逆流"致病学说和前述的两种学说，可以归纳为"双转"或"3I"理论。转移理论，包括植入性（经血逆流种植）和侵入性（内膜细胞经血液及淋巴运送）。转化理论是指体腔上皮的化生。

　　对于内异症和腺肌病的发病，有3个观念值得引介：其一，解剖特点是古子宫。在胚胎学上，子宫＝古子宫＋新子宫。古子宫＝内膜＋内膜下肌层。内膜下肌层的胚胎起源与子宫内膜相同，解剖结构与子宫内膜直接相连，故推测其生物学功能可能与内膜相关。其二，非妊娠期的子宫蠕动。内膜下肌层是非妊娠期子宫蠕动的唯一起源，可通过经阴道超声和磁共振电影成像（cineMRI）观测到。研究显示，内异症患者子宫收缩的强度、频率和幅度均增加。"应力—生长"学说认为，长期的力学刺激可以作用于血管内皮细胞、平滑肌及心肌细胞、成纤维细胞、软骨细胞、肺泡上皮细胞等，通过力学响应引起细胞增殖、凋亡、分化、炎症和细胞骨架改变等。基于该理论，子宫的长期慢性异常和过度蠕动，可能会导致内膜-肌层交界处的微损伤，并且激活了自我更新的组织修复机制。其三，子宫结合带改变或"自我损伤"。超声、MRI和组织学发现，内异症和腺肌病患者其肌层内侧（或结合带）均发生改变。在腺肌病中可以观察到结合带形态的多种异常，在腺肌病病灶形成之处，结合带厚度更加明显。

　　于是，我们进而说，内异症和腺肌病是子宫内膜疾病或干细胞疾病。子宫内膜干细胞是成年女性的子宫内膜中存在的少量上皮和间质干/祖细胞。内膜干细胞（EmSC）位于子宫内膜基底层，异常脱落后可经输卵管进入盆腔，形成内异症；如果EmSC异常迁移、侵入子宫基层，则形成腺肌病。

　　干细胞是内异症和腺肌病的"种子"细胞，是逆流的经血中真正有活力的细胞，能保持其"永生性"及单克隆性，具有强大的增殖、多向分化潜能，是内膜上皮及间质细胞之始原，可以逃逸免疫监视，主动削弱局部免疫功能，改造周围环境，以利于自身生长。

　　综合前述，可以认为，腺肌病和内异症患者存在结合带异常和异常子宫收缩，在环境修饰等表观遗传因素的作用下，导致内异症和腺肌病的发生。

结合带异常和子宫收缩异常的深层原因是子宫内膜异常，包括干细胞、免疫和激素反应异常等。因此，在位内膜是决定因素，是源头、是根本，是决定致病的潜质。而位于子宫腔以外的异位内膜，受环境、激素、遗传等因素的影响，是表象、是结果，是致病的特性，这就是我们提出的"在位内膜决定论"。

腺肌病和内异症的流行病学亦高度相关，通常是两者共存。腺肌病患者中内异症的发生率估计比例高达79%。内异症女性中40%出现异常结合带，而对照组仅为22.5%。内异症患者中42.8%合并腺肌病，在腺肌病和预后较差的深部浸润型内异病（DIE）之间存在特定的相关性，尤其是直肠-乙状结肠内异症；40～50岁因为腺肌病和/或子宫肌瘤进行手术的患者中，40.4%是腺肌病患者。这些流行病学结果提示，腺肌病和内异症通常是共存的。

腺肌病和内异症的临床表现的最重要的共同症状是疼痛、出血和不孕。腺肌病和内异症的治疗都需要规范化和个体化。针对疼痛、不孕和包块，根据患者的年龄、症状程度、妊娠意愿、病变状况，并结合既往的治疗情况，制定个体化方案。我们在2003年提出了治疗的28字方针：减灭和去除病灶，缓解和消除疼痛，改善和促进生育，减少和避免复发。近年，增加了强调长期管理、综合治疗，更注重生理功能和生活质量的保护。根据内异症和腺肌病的主要问题，即盆腔包块（子宫增大）、痛经、不孕及出血等，我们制定了诊治流程，并进行了多次修订，得以颁布。

关于腺肌病和内异症还有很多问题，争议仍然存在，可能会一直持续下去。争论是对腺肌病和内异症发生机制的深入了解和新型诊疗方法的开发研究。对在位内膜的研究以及疾病自然发生史的认识是解决争议的关键，"在位内膜决定论"的提出为此提供契机，"源头"治疗学说也是支持腺肌病和内异症基础研究的重要证据。越来越多的证据表明，腺肌病是内异症的一种疾病表型，而非另一种疾病，即同一种疾病，不同的表型。

　　我之所以比较简要，却又有点儿不厌其烦地在序言里讲述子宫腺肌病和子宫内膜移位症的关系，是想强调把子宫腺肌病作为子宫内膜异位症的一种表型来对待。它们本是一种病，应该统筹考虑其诊断与治疗，会有一个更加客观的、全面的认识。当然，这种关系本身就是一个迷惑。这本书也会帮助我们解开更多的迷惑。

　　黄胡信教授是著名的妇产科专家和学者，我们认识已经有二三十年了，从中国香港到澳大利亚。黄教授不仅致力于学术研究，倾力于临床工作，而且对于加强中国香港与内地、中国与澳大利亚的学术交流，甚至医疗卫生建设以及妇产科学的发展与人才培养都作出了卓有成效的贡献。他也和中国学者共同编著了一些书籍，比如妇科腔镜、女性生殖道畸形等中英文参考书。这次他和冷教授、薛教授一起编写的这本书，又是一个新的贡献。

　　感谢他们！祝贺他们！

　　（本文摘自黄胡信著《子宫腺肌病》序言，该书出版于2020年6月。）

学习病理知识，促进临床工作

唐纳德·伍德拉夫（J.Donald Woodruff）在《Novak妇科学》第12版的序言中明确指出"如果想做一名优秀的妇产科专家，务必懂得病理学的重要性"。我国老一辈妇产科病理学家林崧教授也说："病理学是妇产科医生的必备知识，一个妇产科临床医生应该懂得妇产科病理学。世界上著名的妇产科专家也是著名的妇产科病理学家。"虽然要求一个妇产科临床医生成为一名病理学家绝非易事，但至少应该具备病理学知识，这包括：看懂或比较清晰地理解病理报告，并以此指导临床诊断和处理；要从病理学角度做术前评估；能根据术前观察、检查、发现做初步判断，以抉择手术范围；知道什么时候应报送冰冻切片，以避免自己估价之偏颇而得到重要病理参考；要会正确地保护和处理标本；能根据最后的病理制定临床决策，作出进一步的治疗及随诊。为此，临床医生还要懂得或善于学习病理学知识，与病理学家进行交流和沟通、咨询与会诊，包括必要的制度和有计划地到病理科学习与培训。以下简要分述之。

一、妇科疾病的诊断治疗策略

诊断治疗策略，或称临床决策。决策就是决定的策略。对于手术而言，就是制定围手术期的诊治策略，包括正确的诊断，适宜的手术选择，以及相关问题的讨论、评估和对策，以期达到良好的手术结局。

（一）临床决策的基本原则

我们常说：一个成功的手术，决策占75%，技巧占25%。足见决策之重要！当然手术技巧也是完成决策的重要组成部分。

临床决策的基本原则：①充分的事实或证据；②周密的设计或方案；③审慎的实施或操作；④灵活的应急或应变；⑤全面的考量或考虑。

值得提出和强调的是，决策形成的严格性、严密性和可行性，是由多方面因素、多方面考虑完成的，包括如下。

1. 临床材料。病史、常规身体检查、专科检查、实验室检查、特殊检查等。以此得到充分的科学证据。

2. 实施者。人格修养、哲学理念、洞察能力、辩证思维、逻辑推理、经验与技能等。以此得到周密的设计和审慎的操作。

3. 被实施者。病人的疾病状况和全身状况、个人与家人的意愿与要求等。

以此得到全面考量和考虑。

4. 其他条件。医院与科室、设备与功能、助手与团队等。以此得以适应环境，并可灵活应急和应变。

如此的原则考虑、设计、制定和实施决策，达到的主要目标或目的：①安全诊疗，即更好地把握适应证和禁忌证，减少损害和不良反应；②优化诊疗，即提高临床诊治效果，达到最佳的病变消除、最快的术后恢复和最理想的健康效果；③节约诊疗，即尽可能节约医疗资源和成本，本着对病家及国家负责的态度，减少不必要的检查和干预。

（二）外科决策的四个要点

临床决策的制定是个诊治程序，也是外科医生的思维过程。"决"是"决定"，首先是"确立"；"策"是路线和策略、方案和方法，首先是"思维"。

外科决策一般包括以下几点。

1. 适应证和禁忌证。就是确定要不要做手术，至关重要，显然是方向路线问题。具体疾病、具体手术的适应证和禁忌证会有许多具体叙述，其实，关键是四个因素的考虑，即病人和疾病，医者和医法。不应该仅仅考虑什么病适合什么手术两个因素。某位病人和其所罹患的疾病适合某位医生和某种手术方法，便为适应证。若其中任何一个因素不适合，则为不适应证，或禁忌证（相对的或绝对的），就应进行调整和重新选择。

2. 时机和方式。手术犹如一场战斗，仓促上阵或者贻误战机都是不可取的。有时甚至决定胜负成败。譬如，恶性肿瘤手术前先期化疗的时间和疗程，阴道闭锁、剖宫产瘢痕子宫内膜异位症和月经的关系，输卵管妊娠（未破裂型）保守手术的争分夺秒，等等。而病情了解不周详，手术目的不明确，病人状况不适宜，相应准备不完备等的手术实施，都可以认为是草率、不明智之举，通常会遭遇危险，导致失败。这种情况甚至在会诊手术、异地手术、演示手术都不乏遇见，并还容易发生。至于手术方式亦如行车路线，先后左右，前进回转，或可如履平地，或似高空走丝，均要周全考虑。从切口入式到引流缝合，都需悉心安排，这样才能成竹在胸，运筹帷幄。

3. 术中诊断和应急应变。我们应该做到有100%的适应证而实施手术，但术前的正确诊断能达到70%就属上乘。外科是能够切开亲眼看到的学科，这不同于内科，甚至影像检查。但是，看到并不等于认识。况且，即使我们认识它，也并不一定正确。这里既有主观偏差性也有客观偏差性，所谓"好的外科医生相信他所看见的，差的外科大夫看见他所相信的"。因此，一个好的外科医生应该有术中检查、观察、判断与初步诊断的能力，必要时借助于冰冻切片病理，依此抉择手术的范围，缩小还是扩大，继续还是终止。而术中所遭遇的情况更是千变万化，几乎没有完全相同的手术（尽管手术名称是相同的）。还要制定各种应急应变的预案，并和病家有事前的交代和沟通，诸如出血、损伤、心肺功能衰竭、内镜手术的中转开腹等。

4. 效果与总结。完成了手术不等于完成了处理和治疗，要有近期及远期的追随检查及效果评估，也有继续治疗的安排，还包括生活起居、工作劳动注意事项的医嘱。每一例手术都应该有总结，个人的反思，集体的总结，经验与教训，都弥足珍贵，要作为程序，形成制度。

在临床决策制定的基本要素中，第一位的是证据或循证，即寻找或确认证据，所谓循证医学就是指取得客观的指标和证据，如现行的多中心大样本有对照性、前瞻性研究（RCT）及荟萃分析。其中病理学资料起着重要或决定作用，如术前活检材料。

二、某些病变的临床判定

临床医生树立病理学观念对于诊断与处理有重要的潜在影响和作用，不仅深化对疾病的理解，提高诊断水平，更有利于处理。这种病理学观念是基于：①疾病表现或表象的病理学基础的考虑；②病变的病理学解释；③病变的病理学诊断的初步估计（哪怕是猜想、质疑也是一种病理学意识）；④疾病或病变处理的病理学基础，无论是肿瘤抑或非瘤病变；⑤治疗后随诊的病理学考虑。临床医生经过反复的临床病理印证，所积累的经验不仅是临床的，也应该是病理的。这无疑对提高诊治水平、解除病人痛苦和消除疾患有益。以下所列当然不是疾病的病理学，也不可能涵盖所有疾病，只是举出几种疾病或病变，以说明上述的病理学观念和意识。

（一）外阴病变

外阴疾病虽然是看得见、摸得着的，但复杂多样、难以诊断，并处理困难、疗效不佳。外阴皮肤发生色泽变化，萎缩或增生，疹块或溃疡，还有畸形和损伤，各种病变表象都可以引起瘙痒、痒、灼热及疼痛等，而对其描述及命名却混乱，亦常矛盾，不仅使临床医生迷惑不解，也使研究缺乏可比性。

　　临床医生当然可以从病理学的专述中获得知识，但至少要明了两大类（尽管分类尚未统一）：一是外阴上皮内瘤变（vulvar nonneoplastic epithelial disorder，VNNED），包括硬化苔藓、鳞状细胞增生和其他皮肤病等；二是外阴上皮内瘤变（vulvar intra-epithelial neoplasia，VIN），诊断名称也有分歧，除一般VIN外，还有外阴佩吉特病（Paget）、鲍恩病（Bowen）等，有人认为是VIN之特殊类型。外阴癌，包括恶性黑色素瘤等却是临床医生较为熟悉的。

　　外阴疾病兼具女性外阴及皮肤病的双重特征，临床医生应具有皮肤病及其病理的基本知识。至少，对外阴的斑疹、丘疹、斑块、溃疡、水疱、疣以及色素变化等有较清楚的认识，能正确的描述和决定采取活检或如何活检，以及对病理报告有充分的理解。

　　（二）阴道病变

　　阴道病变除发育异常、炎症、损伤等以外，与病理学关系密切的是阴道上皮内瘤变（vaginal epithelial neoplasia，VaIN），HPV感染是VaIN的主要危险因素，也与多中心病变有关。在临床表现上，大多数VaIN患者并无症状，或偶有白带增多、不正常阴道出血等。注意阴道检视，特别是有宫颈上皮内瘤变历史者，80%～90%发生在穹隆及阴道上1/3。异常的阴道细胞涂片常常是发现VaIN的第一个征兆，不可忽略。阴道镜下的醋白上皮区或鲁氏碘液不着色区行多点活检送病理是明智的。

　　阴道壁也可以有种类繁多的肿瘤，常见的良性肿瘤有纤维瘤、平滑肌瘤、血管瘤，诊断相对容易，而布伦纳瘤、嗜铬细胞瘤、神经纤维瘤、化学感受器瘤等则主要依靠病理诊断。良性肿瘤界限清楚，或有囊性或囊实性；纤维瘤或平滑肌瘤与子宫肌瘤、卵巢纤维瘤质地感觉相似。阴道恶性肿瘤较常见的有阴道肉瘤、鳞状细胞癌、阴道腺癌、恶性米勒混合瘤及黑色素瘤等。少女的横纹肌肉瘤、内胚窦瘤偶可遇到；绒毛膜癌的阴道转移是恶性滋养细胞肿瘤的特征之一，可引起严重出血，应警惕。

（三）宫颈肿块

1. 宫颈子宫内膜异位症。多由直肠阴道隔或宫骶韧带内异症病灶直接蔓延而来，少数因宫颈手术、物理治疗，或在月经期、妊娠期、分娩期宫颈有损伤时，具有活力的子宫内膜腺体及间质延宫颈下端之间侵入、种植于已有损伤的宫颈。外观病灶一般较小，呈针尖大小出血点或紫红色、紫蓝色结节，亦可为紫黑色小囊肿样突起，月经期增大疼痛，可有出血，月经后肿块缩小，色泽变淡。切除之剖面可见紫蓝色小点或陈旧积血小囊腔。

2. 宫颈转移性绒毛膜癌。临床通常发生在产后、流产后，尤其是葡萄胎后，有不规则阴道出血，宫颈转移结节未破溃时呈紫蓝色，破溃后可发生阴道大量出血，妇科检查子宫大而软，人绒毛膜促性腺激素（hCG）明显升高。

3. 宫颈平滑肌瘤。根据肌瘤部位表现不同。肌壁间肌瘤可使宫颈呈单侧性肿大而不对称，宫颈管和外口被歪曲失去正常轮廓；黏膜下肌瘤常呈带蒂肿块悬于宫颈外口，组织不脆，如发生蒂扭转时也可以因缺血坏死继发感染，应与宫颈恶性肿瘤鉴别。

4. 宫颈结核。宫颈外观表现多样，可正常、肥大、糜烂、颗粒状、乳头状或息肉样生长，可有边界清楚的溃疡，边缘向内凹陷，基底呈红色，高低不平，常覆有黄色干酪样苔污，也有呈灰白或鲜红菜花样突出表面的乳头，质脆，触之出血。好发于年轻妇女，多为继发性，常有月经异常、结核病史及不孕病史，全身其他部位可能发现结核灶。活检病灶中可见结核结节、干酪样坏死或朗汉斯巨细胞。

5. 宫颈尖锐湿疣。病灶为淡红色、暗红色或污灰色突起，可融合成乳头状、菜花状或鸡冠状，表面柔软湿润，多伴有外阴及阴道湿疣，亦可合并有宫颈癌及癌前病变，需活检鉴别。

6. 宫颈硬下疳。为梅毒初期病损在宫颈的表现，为圆形或椭圆形硬结，暗红色，表面溃疡形成，常有浆液脓性分泌物，边缘略隆起，周围组织水肿明显，触之坚硬无痛感。根据血清学检查可诊断，渗出物在暗视野镜下可见典型螺旋体。

7. 宫颈癌。其中80%～85%为宫颈鳞癌，早期可无症状，随病情进展可出现接触性出血、不规则出血、阴道恶臭排液。宫颈肿物呈菜花样，表面可有溃疡或空洞，组织脆、硬，触之出血。如为内生型宫颈腺癌可仅表现为"桶状宫颈"，宫颈表面光滑或仅轻度糜烂状。

8. 宫颈肉瘤。临床较罕见。好发于围绝经期妇女，临床表现为不规则阴道出血，外观肿瘤为息肉样赘生物，可有类似宫颈癌的溃疡空洞或桶状病灶者，其切面呈鱼肉状或干酪样，可通过活检与宫颈癌鉴别。宫颈葡萄状肉瘤一般发生于3岁以内儿童，肿物呈粉红色葡萄状或水肿息肉状，常侵及阴道上段或突出于阴道外口，生长迅速。

9. 宫颈黑色素瘤。原发者极罕见。临床表现为阴道分泌物增多，可为"黑带"，或有接触性出血及不规则阴道出血。宫颈病变呈外生型，早期病变多为棕色或黑色斑块，晚期肿块呈蓝黑色，表面有溃疡。诊断时需排除身体其他部位同时存在的黑色素瘤。

10. 宫颈蓝痣。常为宫颈外口的小而境界清楚的蓝色或蓝黑色斑，表面光滑，偶呈小结节样突出表面。临床通常无症状。

（四）子宫平滑肌瘤与子宫肉瘤

1. 子宫平滑肌瘤。子宫肌瘤是女性生殖器最常见的良性肿瘤，主要为平滑肌细胞增生，其间有大量纤维结缔组织，多见于生育年龄妇女，因与雌激素水平相关绝经后肌瘤通常停止生长甚至萎缩。肿瘤呈圆形、椭圆形或不规则形，质地较硬，与子宫肌壁平滑肌间隔一薄层膜样物，系被压缩的平滑肌细胞而非纤维组织，称假包膜，切面呈编织状，色灰白或淡黄。

2. 子宫平滑肌瘤变性。肌瘤的血液供给障碍可引起各种退行性变，常见有透明变性、黏液变性及红色变性，变性后肌瘤质地变软，肉眼可见肌瘤切面失去编织样结构，显微镜下可鉴别。

3. 子宫平滑肌肉瘤。子宫肌瘤肉瘤变多发生于肌壁间平滑肌瘤，子宫肌瘤在短期内生长迅速并伴有不规则阴道出血者应考虑有肉瘤变可能，也常出现下腹部疼痛。绝经后妇女肌瘤有增大趋势，更应警惕肉瘤变发生。手术中可见肿瘤边界不清，呈浸润性生长，切面细腻如鱼肉样，灰黄色，常有范围不定的出血、坏死区。

4. 其他类型子宫肉瘤。包括子宫内膜间质肉瘤及恶性中胚叶混合瘤，临床表现多为不规则阴道出血，手术中可见单个或多个息肉样物凸向宫腔或从宫颈外口脱出，灰白或灰黄色，有时部分区域质地硬，常见出血坏死区。

三、盆腹腔病变的术中判定

术前确切诊断有时是困难的，开腹之后并非都能真相大白。对于术中的发现和认识也需要丰富的知识和经验，所谓"感觉了的东西不一定能理解它，只有深刻理解的东西才能感觉它"。以下是术中判定较为复杂而又有意义的几种病变。

（一）腹膜子宫内膜异位症

这是最常见的一种内异症，广泛分布在盆腹腔腹膜，但主要在接近附件的盆腔腹膜、宫骶韧带和直肠子宫陷凹的腹膜表面上。典型的病变是皱缩的紫色的或黑色的斑结。病例的积累、腹腔镜的观察诊断，使对病变描述愈加精细，并有组织学，甚至电镜检查，组织化学检测等。根据内异症的病变形态、颜色，特别是腺体和间质的各种病变程度、病损深浅、血管形成、出血及瘢痕化等，可以形成各种表现，多达20余种。

如果将腹膜子宫内膜异位症分为红色、黑色及白色三大类，并又细化之，则其大体观察和镜下检查可进行对照。

我们还可以根据内异症的病理发展过程中的四个阶段：4步比4期更合适，即镜下、早期、进展和愈合四种类型。

所以，应该说腹腔镜是最好的检查与诊断方法，它观察清晰，有一定放大作用，并可取活体组织证实，对内异症的分期分型均有决定意义。此外，还有许多其他腹膜病变，需与内异症相鉴别。

由此可见，引起盆腹腔病变的原因很多，亦有多数造成慢性盆腔疼痛或不孕，或一般物理学检查摸到结节包块，或影像检查发现占位性改变，都难以确定其性质。如仅根据临床检查即按内异症治疗，则不仅无效，而且可能造成错误的治疗或贻误病情。

（二）盆腔结核

因当前人类免疫缺陷病毒在世界各地的传播，结核病有蔓延趋势，尤其是在亚太地区，世界卫生组织称之为"全球急症"。盆腔结核通常继发于结核的原发病灶，多发于生育年龄妇女，年龄在20～40岁的患者占80%～90%。其发病率各地区差异较大。盆腔结核约占所有肺外结核的11.9%。具有典型结核分枝杆菌感染症状的患者，往往较容易诊断。但对于非典型临床症状的患者，如表现为腹水、盆腔包块、不明原因的发热和血CA125升高等，则常被误诊为恶性肿瘤、子宫内膜异位症或盆腔炎，故妇产科医生对于这部分病例应考虑到结核的可能性。

盆腔结核可以呈现4种表现：①粟粒状腹膜炎（占9.4%）；②附件包块（35.8%）；③粘连和钙化灶（43.1%）；④结节状坏死（11.7%）。对于附件包块型尤应引起注意，将其误诊为卵巢癌施行"肿瘤细胞减灭术"者亦有之，则成大谬误。

现今，腹腔镜手术已广泛开展，对探查诊断颇为有利；对特殊类型结核通过镜检可以进行大体观察，取得满意的组织病理学和/或细菌学证据，提高诊断的准确性，以避免大切口剖腹探查和不必要的扩大手术，因结核病主要是抗结核治疗。

（三）卵巢肿瘤

卵巢肿瘤种类繁多，组织学结构复杂。病人的年龄和肿物的特点构成了判断不同情况下大致是哪一类或哪些类肿瘤的可能性，可使临床医师的术中诊断准确率达到80%～90%。

此外，将切除之标本仔细观察或切开检查其内容、切面之颜色及特征也可帮助术者判断。如：单房、壁薄、内液无色或草黄色清亮——单纯囊肿、浆液性囊腺瘤。多房、黏液——黏液性囊腺瘤。有内生或外生乳头——囊腺瘤或囊腺癌。有实性部分，伴出血、坏死——宫内膜样、透明细胞癌。肾形、双侧、实性半透明胶状——转移性癌。红色、出血、坏死——颗粒细胞瘤、内胚窦瘤、绒癌。粉色——上皮性癌、内胚窦瘤。黄色——泡膜瘤、黄体瘤。灰红、棕黄色、橡皮样——无性细胞瘤。巧克力汁样内液——子宫内膜异位囊肿。油脂、毛发、骨、牙齿——囊性成熟畸胎瘤。

根据以上叙述，将临床医师术中判断卵巢肿瘤性质及种类的几个关键问题做一小结。

（1）青春期前无卵巢生理性增大。

（2）35岁以前多见生殖细胞肿瘤，以良性畸胎瘤最为常见；实性者要考虑未成熟畸胎瘤、无性细胞瘤。

（3）青春期后可有卵巢生理性增大以及滤泡囊肿、黄体囊肿、多囊卵巢、单纯和子宫内膜异位等，多为瘤样病变。

（4）生殖年龄之后的实性瘤要注意纤维瘤、泡膜瘤及转移瘤。

（5）更年期后之卵巢肿瘤基本上是上皮性瘤，双侧和/或实性是恶性征兆。腹水，特别是血性腹水当然是恶性征兆。

卵巢癌肿瘤细胞减灭术施术广泛，标本数量多、部位杂，如系统淋巴结清除术，切除的淋巴从腹主动脉至髂淋巴结，组织块可达数十枚，均应标记清楚，可以专设一"标本员"管理标本。子宫颈癌根治性切除标本，应按要求将子宫切开，展示宫腔、颈管以及测量切除之阴道长度、宫旁宽度。子宫内膜癌应认真检视病灶部位、类型以及肌层侵犯情况，有助于手术范围的抉择。

四、冰冻切片病理

快速冰冻切片病理报告也是临床手术医生十分重视的结果，要掌握什么时候应该送检，什么时候可以不送检（亦即不能什么都送，也不能什么都不送），以及如何对待冰冻病理结果。

尽管我们通过临床材料对病变有了初步判定，甚至经手术探查和检视，对病变性质有了进一步认识，但仍然会有疑惑，或因病变复杂，或因自己经验不足。而即时的处理或手术的抉择又非常重要，送检冰冻病理是必要的。如可疑子宫内膜的性质、怀疑子宫肌瘤有无恶变、盆腹腔肿物的性质和来源等，都可做冰冻切片。这也涉及病理学意识，如子宫内膜异位症是个良性疾病，但也有1%的恶变概率（主要在卵巢内异症），临床医生应根据如下几项材料对此有所警觉：①疼痛节律改变；②囊肿大于10cm直径；③绝经后又复发；④血清CA125＞200U/L；⑤B超扫描提示有实性区域或血流丰富等。对此应在手术中仔细检查"巧克力囊肿"标本，或送冰冻病理，以除外恶变情况。

有时冰冻病理结果并不是我们期望的"是"或"否"，这也是冰冻快速切片固有的问题，因此其结果明确提示我们"作参考"。手术医师要根据全面材料加以判断。

五、结语

作为临床医生，我们重视病理学，把病理结果看作一种裁决；我们尊重病理科医生，把他们当作法官。诺伦（W.A.Nolen）在他的《外科医生的成功之道》（*The Marking of a Surgeon*）一书中写到"实习医生什么都知道，却什么都不会做；外科医生什么都会做，却什么都不知道；病理科医生什么都知道，什么都会做，但是太晚了"（Internists know everything，but do nothing，surgeon know nothing，but do everything. Pathologists know everything and do everything，but too late）。言之过甚，且有调侃之意。但可以理解为年轻的医生更需要实践，资深的医生不应忘记继续学习，病理科医生不仅仅是作出结论，也在于积极地指导临床诊断和处理。

我们对病理学的理解当然是有限的、肤浅的，但要有病理学意识，要明白病理学语言。诚如一位病理学家所言：我们害怕三件事。一是临床医生和病理医生"语言"不相通，相互说不明白；二是病理医师之意见或结果不一致；三是权威病理学家意见或结果不一致。这些情况当然是不少见的，唯其如此，才需要我们多学习、多研究、多交流，以期提高临床诊治水平。

（本文为《中华妇产科杂志》开辟"临床病理"专栏所作的述评，

发表于2021年。）

遗传诊断学的拓展与普及

　　从人类疾病的种类和发生率来看，肿瘤尤其是恶性肿瘤是当之无愧的大病、恶病，迄今中国老百姓依然谈癌色变。如何尽早防控，尽早干预，从而降低恶性肿瘤的发病率和病死率，减少恶性肿瘤对国民健康、家庭的危害以及对国家医疗资源的消耗，减轻恶性肿瘤导致的家庭和社会的经济负担，既是医疗工作者思索和实践的问题，更是实现"健康中国"的重要举措之一，是需要全社会共同参与的重要事业。

　　庞大的肿瘤患者人群中，有一类病患携带某种变异的基因，使得自身对某种或某些肿瘤易感，而个体可以将这样的变异基因传递给后代，从而将这种对肿瘤的易感性"遗传"给后代，这就是遗传性肿瘤。例如，在妇女中常见的乳腺癌，约有10%的患者为遗传性乳腺癌的病患。

　　遗传性肿瘤更是一类可防可控的疾病，通过对遗传性肿瘤患病风险的测算，以及产前诊断或植入前遗传学检测（PGT）的手段可有效阻断这种变异基因的传递，从而生育更多的"无癌"宝宝。中国临床上对于遗传性肿瘤的防控工作起步还比较晚，尤其伴随遗传性肿瘤相关的遗传咨询工作，更是处于接近空白的境地。身为一名妇产科医生，多年的临床经历面临太多的肿瘤患者，深感遗传咨询工作对于这些肿瘤病患的重要性。有幸的是，由陆国辉教授出版的《产前遗传病诊断》第一版（2002年）和2020年出版的第二版，以及2007年出版的《临床遗传咨询》都有些许笔墨提及遗传性肿瘤的遗传咨询和防控措施。诚然，倘若有一本集合当今迅猛发展的基因组学、病理学、临床医学、伦理学等学科为一体的遗传性肿瘤方面的专著，必将成为众多肿瘤学科医师、儿科医师、内科医师、妇产科医师等医疗工作者的必备参考书。我想，这应该是陆国辉教授夜以继日号召国内外优秀学者共同编撰这本《遗传性肿瘤遗传咨询》的初衷吧。

从微观的DNA到病理检测，再到临床的病症体征，从不同的维度展现遗传性肿瘤的生物学特性、遗传规律、诊断要素和干预措施，贯穿始终的遗传咨询和伦理原则，如何规范化管理遗传性肿瘤和有效防控，我们相信有这本专著为蓝本，中国的遗传性肿瘤防控事业会迎来一个新的起点和征程。而阅读完全书可以发现，陆国辉教授将自己毕生所学并擅长的产前诊断技术、遗传咨询技巧和遗传性肿瘤等领域的特长均融入其中，在我国肿瘤专科、临床遗传专科、产前诊断和临床遗传咨询专科快速发展之际，以专著的形式为从业人员提供专业性指导，实乃幸事。

衷心希望本专著可以承载历史重任，为中国肿瘤防控大事业发挥光热，以实现"健康中国"！

（本文摘自陆国辉主编的《遗传性肿瘤遗传咨询》序言，

该书于2021年6月出版。）

《人工助孕技术》序

生命，或者诞生，或者生存，是宗教的、神秘的、神话的，却也是科学的、生物学的；死亡也是宗教的、神秘的、神话的，却也是科学的、生物学的。从盘古开天到诺亚方舟，从上帝造人到亚当夏娃，几万年、几十万年、几亿年，人类在地球上、在宇宙里生存繁衍着，我们甚至不知道自己从何而来，或者到哪里而去，这是一个关于生死殇痛的终极关怀的深思和探讨。

科学发展至今，我们不仅从进化论中走出来，而且已经发现了人类细胞的46条染色体，每条染色体至少有15万个基因，绘制了基因图。有了分子生物学、蛋白质组学、多组学，但生命的全部内涵和意义似乎并没有被完全认识。哲学以生命的本质是变化为基本点，试图诠释它的偶然与必然，但远不如科学描述的丰富而壮丽；宗教还是在那里提升着生命的灵魂性阶级，让我们依然摸不到、看不到的超时空的永恒与生命的神话。

也许以试管婴儿的诞生为代表的人工辅助生育技术，让我们重新翻开了认识生命终极奥秘的篇章。这就是罗伯特·爱德华（Robert Edward）的卓越贡献，也许他在1977年成就的不仅仅是一个试管婴儿，而是拉开了人或人产生秘剧的沉重帷幕！现今，已有几百万的试管婴儿诞生，又进一步发展了各种的人工助孕或者辅助生育的技术，包括遗传、遗传缺陷的干预等，这也是本书要全面论述的主要内容。

我很欣赏本书把伦理问题放在辅助生殖技术的开宗明义第一篇。首先，我认为伦理问题是辅助生育技术的首要问题，或者基本问题，甚至是未来发展的决定性问题。辅助生育不是一般的医疗技术，它涉及人、人的诞生，涉及家庭、社会、国家，人文是他的脊梁。技术是天使，也可以是魔鬼，正如基因编辑，是一个不错的技术，但是用的不对、用得不正，也会出现问题，甚至是严重的问题。因此，涉及伦理的各种问题，或者道德问题、法律问题，都应该周全考虑、全面解决。

其次就是技术管理，包括从基础到临床，从实验到实施的结合与转化。管理应该成为不孕不育、能孕能育、如何孕育的全周期管理。从检查诊断、药物治疗，手术治疗或者人工授精、体外受精胚胎移植等，包括男方、女方、精子库的各种问题的全面统筹管理，而不是追求或炫耀某种技术，或者某种概率。对于可能出现的各种状况和并发问题都应该予以注意。所幸，这些问题在本书中都有全面、系统、详尽的论述或者令人信服的回答。

自1988年张丽珠教授造就了中国大陆第一个试管婴儿以后，30多年来我国的人工辅助生育技术有了长足的发展。可以说，我们拥有了该方面的各种技术，而且形成了可观的技术队伍，出现了从事这方面专业的3位两院院士，以及本书的专家作者群。

我国是一个人口大国，生育政策、生育调控是关系着国计民生、社会进步与民族繁衍的重要事业，因此辅助生育技术具有很强的社会性和政策性。所以，本书的出版不仅是推行一种医疗技术，实际也是一项利国利民、兴业兴邦的重要行动。我们感谢主编和作者们，不仅为不孕不育夫妇带来了福音，也为国家和社会带来了福音！

（本文摘自《人工助孕技术》序。）

乳腺与女性生殖系统的交互作用

　　乳腺与女性生殖内分泌系统存在密切关系。乳腺是性激素的靶器官，是重要的女性性征，在女性不同时期和妊娠状态下都会发生变化。乳腺肿瘤与生殖器官肿瘤在发生、发展及治疗处理等方面关系密切。由于乳腺和女性生殖器官系统的相互影响、交互作用，在临床处理上，需要进行全面考虑，并将相关风险、收益和发生概率与健康女性或女性患者进行知情同意；在基础研究上，注重乳腺与生殖内分泌的问题和转化。并加强乳腺外科和妇产科的紧密协作和缜密决策。

一、女性乳腺和生殖系统的发育

　　女性乳腺的发育和外生殖器的发育都是女性重要的第二性征。在青春期乳腺组织对雌激素的结合方式和反应与子宫和阴道类似。在乳腺组织中如果没有催乳素就没有雌激素受体的发生。灵长类动物中，雌激素主要刺激乳腺腺体系统导管部分的生长，而孕激素则促进导管腺泡结构的发育，未来则成为泌乳结构。但是激素本身并不能单独促进乳腺的完美发育。乳腺腺体的完全分化成熟还需要胰岛素、皮质醇、甲状腺素、催乳素以及生长激素诱导的胰岛素样生长激素 I（IGF-I）等多种内分泌激素的协同作用。

　　乳腺在经期也随着雌孕激素的序贯变化而变化，晚黄体期乳腺组织达到最大直径。随着年龄增长，乳腺腺体逐渐为脂肪所替代。妊娠期和哺乳期是乳腺和生殖系统发生巨大变化的阶段。在孕期，胎盘催乳素和催乳素水平持续上升直至分娩，产后催乳素水平随着婴幼儿吸吮的刺激而上升，没有吸吮的刺激则逐渐降至正常水平。大部分高催乳素血症是由于垂体催乳素腺瘤所致，引起溢乳、闭经、不育等乳腺和妇科问题。

二、女性乳腺的常见病变

女性乳腺的良性病变自然史却与生殖系统并不完全一致，包括早生育期（15～25岁）、生育期（25～40岁）及围绝经期（40～55岁）等。在此期间可能发生：①发育异常；②炎症，如乳腺炎、乳腺脓肿；③增生与肿瘤。

在上述三个阶段中，良性病变各有其特征，并对应着不同的乳腺癌风险。绝经后良性病变十分罕见。妇产科医师需要掌握乳腺疾病基本的筛查方案、症状学描述、影像学选择和随访计划，了解诸如 AND1（Aberration of Normal Development and Involution）分类系统、影像学的 BI-RADS 分类系统、盖尔模型（Gail 模型）在内的乳腺癌风险预测系统、青春期发育的谭纳标准分期（Fanner 分期）等，并知晓三阴性乳腺癌和男性乳腺癌重要的遗传易感因素。这些基础知识能够更好地装备妇产科医师的知识库，从而为女性及其亲属提供更佳的医疗服务。

三、乳腺癌与卵巢癌

遗传性乳腺癌卵巢癌综合征是近年颇受关注的问题。乳腺癌个人史和/或家族史是卵巢癌的高危因素，应该根据乳腺癌发病者的情况考虑进行遗传检测以发现携带同源重组修复基因的致病突变，尤其是 *BRCA1/2*。*BRCA1/2* 的检测不仅为患者及其亲属提供遗传咨询和降低癌症风险的机会，因为乳腺癌和/或卵巢癌患者提供靶向治疗的选择。乳腺癌和卵巢癌的多基因谱检测也日趋成熟，且乳腺癌和卵巢分享数种 *BRCA* 之外的易感基因。用于判断乳腺癌新辅助化疗的同源重组缺陷模型目前也应用于卵巢癌多腺苷二磷酸核糖聚合酶抑制剂（PARP抑制剂）的治疗效果预测上。

有趣的是，乳腺癌有非常成熟的风险预测模型，如盖尔模型等，这与乳腺癌的高危因素相对比较明确有关。卵巢癌迄今没有很好的风险预测模型，卵巢癌的预防、筛查和早期诊断仍是充满迷思的重大课题。

四、乳腺癌治疗与女性生殖系统的关系

1. 乳腺癌保留生育功能

乳腺癌相应的治疗和其他部位、其他癌肿一样，会对女性的生育能力造成不利影响，造成不良的妊娠结局。保留生育功能是乳腺癌治疗的重要课题，需要高度个体化的处理，可行的方案很多也很可靠。以卵巢功能保护为例，已有明确的证据显示促性腺激素释放激素（GnRHa）可以有效地保护乳腺癌化疗患者的卵巢功能，但它对于卵巢癌化疗患者的保护却非常有限。乳腺癌患者中，在抑制卵巢功能的辅助治疗基础上加用他莫昔芬并不可取，对于患者的生活质量和预后生存均无裨益。

需要向乳腺癌患者明确解释的是，乳腺癌后妊娠是比较安全的，乳腺癌患者妊娠并不影响患者的总体生存，在乳腺癌诊断后6个月以后妊娠的死亡率是最低的。

2. 乳腺癌辅助药物治疗

他莫昔芬和来曲唑都是乳腺癌常用的辅助药物。来曲唑是一种芳香化酶抑制剂，广泛用于辅助生育促排卵、内异症和/或腺肌病的治疗。和他莫昔芬相比，不良反应和安全性都更优，血栓和子宫内膜样癌的风险更小，异常子宫出血的问题更少。但是乳腺癌患者长期应用来曲唑应该定期检测骨密度，因为该药导致的雌激素缺乏问题比较突出。他莫昔芬在绝经前女性中应用要比绝经后女性更为安全，不需要考虑进行内膜癌的常规监测。

激素补充治疗（尤其是雌激素治疗）、乳腺癌后应用他莫昔芬等激素干

预对于绝经后内膜厚度影响的研究非常少。一项针对绝经后无症状女性进行经阴道检查的研究发现，激素治疗或非激素治疗患者的内膜厚度并没有区别。另外，在没有症状的绝经后女性中，子宫内膜厚度与子宫内膜样癌风险并没有显著相关性。对于应用他莫昔芬的乳腺癌患者，如果没有异常子宫出血，也不推荐进行有创性操作以排除内膜癌，来曲唑更是如此。即使如林奇综合征（Lynch综合征）等遗传性癌症综合征患者，其内膜增厚相关的癌变风险也并不高于普通人群。

3. 乳腺癌绝经症状管理

对于乳腺癌导致的绝经症状，雌激素应用存在禁忌，而选择性五羟色胺受体再摄取抑制剂和五羟色胺去甲肾上腺素再摄取抑制剂是减轻潮热反应的首选方案。但是这两种药物和他莫昔芬合用的时候，会降低他莫昔芬的药物效应。加巴喷丁和可乐定也是管理潮热反应的选择。

五、女性生殖系统治疗处理对乳腺的影响

1. 避孕与乳腺癌

由于不同研究的异质性，避孕方式的选择与乳腺癌风险一直存在较大争议。争议主要集中在含雌孕激素的口服短效避孕药。一项队列研究发现，既往有乳腺癌家族史的女性应用复发短效避孕药并不增加乳腺癌的风险。然而病例对照研究发现口服避孕药应用者乳腺癌风险增加。2017年一项丹麦全国性队列研究中，正在应用或既往曾经应用过口服避孕药的女性乳腺癌风险要高于从未使用避孕药的女性（相对风险1.21，95% CI 1.11～1.33），且使用的时间越长，风险也越高。这个研究立即引起广泛的讨论及反驳，可惜目前还没有更强有力的证据推翻这个研究的结论。但是这种风险，会在停药5～15年内逐渐消失，且口服避孕药增加的总体癌症的相对风险为0.96（95% CI 0.90～1.03），也许可以为需要避孕的女性提供相关咨询。此外，口服避孕药对于卵巢癌和内膜癌均有较好的保护作用，尤其是卵巢癌。

值得注意的是，其他激素类避孕方案，如左炔诺孕酮宫内缓释系统，或其他仅含孕激素的避孕器具，并不增加乳腺癌风险。

2. 卵巢切除与乳腺癌风险

一项回顾性研究发现，预防性卵巢切除可以降低总体患者和携带 *BRCA1* 突变患者的死亡率。一般认为，既然乳腺为性激素的靶器官，"去势术"即卵巢切除，势必能够降低乳腺癌的风险，包括携带 *BRCA1/2* 致病突变的女性。这听起来有道理，但其实缺少充分的证据。近年的研究发现，卵巢切除对于乳腺癌风险并没有明显的影响。来自大规模的前瞻性研究却发现，预防性卵巢切除并不能降低乳腺癌的风险，包括携带 *BRCA1/2* 突变的患者。

3. 绝经后激素治疗与乳腺癌

绝经后激素治疗（MHT）与乳腺癌的关系非常明确。因此国内和国外的指南对此提出相应的警示，需要对应用者提供充分知情。尽管预防性卵巢切除术后短期应用激素治疗可以改善生活质量，但是对于有癌症家族史的女性，在预防性双附件切除后行激素治疗仍会导致总体癌症和乳腺癌风险增加。不过，鉴于MHR相关乳腺癌的绝对风险不高，这种风险仍需在MHT提供了其他裨益的大背景下审慎衡量。

4. 子宫内膜异位症与乳腺癌

内异症也是一种雌激素性疾病，卵巢癌的关系已经得到明确的肯定。内异症和乳腺癌的关系也逐渐得到重视和关注。内异症是否增加乳腺癌风险仍有争议，证据不够充分。有研究者发现内异症不会增加乳腺癌总体风险，但会增加ER＋的乳腺肿瘤风险。但目前发现40岁以下诊断内异症会增加乳腺癌的风险，内异症还会增加50岁以上女性乳腺癌的风险。有意思的是，哺乳会降低内异症的风险。

5. 辅助生育与乳腺癌

辅助生殖并不会增加侵袭性乳腺癌或卵巢癌的风险，但会显著增加乳腺导管内癌和卵巢交界性肿瘤的风险。小规模研究发现，乳腺癌患者应用辅助生育似乎并不影响癌症结局。

6. 妊娠期乳腺癌

妊娠期乳腺癌较为少见，但是妊娠期常见的恶性肿瘤之一。在25～29岁诊断为乳腺癌的患者中，约20%为妊娠相关性（指妊娠期或产后1年内诊断的）乳腺癌。人群中妊娠期乳腺癌的发病率为（2.4～7.3）/10万次妊娠。因妊娠期乳腺的生理性改变，妊娠期乳腺癌的诊断困难、延迟，发现后期别更晚。近年来，随着乳腺癌发病率的上升和分娩年龄的延后，妊娠期乳腺癌患者也不断增多。妊娠期需要警惕并考虑乳腺癌的鉴别诊断。国内已有妊娠相关性乳腺癌的诊疗指南。

总之，乳腺和女性生殖系统在生理、病理和药理等方面的交互作用是影响女性健康的重要课题，跨学科的交流与合作将为女性健康福祉提供新咨询、新策略和新保障。

（本文为2021年《华润会议》主题发言，作者郎景和、李雷。）

关于妇科复发性疾病与疑难性疾病的若干问题

一、定义和概念

复发的定义与概念是不清楚的，或者说，概念的模糊性、定义的不确定性。在美国国家生物技术信息中心（NCBI）的医学主题词表（MESH词表）中，复发（recurrence）定义为"The return of a sign, symptom, or disease after a remission"（疾病缓解后，症状、体征又复出现）。显然，这是一个外延广泛、内涵狭窄的概念，并不能帮我们解决临床工作中的困扰。"remission"本身就不明确，是缓解，抑或消除？另一个与复发有关的定义则是"无进展生存"（progression-free survival，PFS），其定义为"Length of time during and after the treatment of a disease, such as cancer, that a patient lives with the disease but the disease does not get worse"。与之相近的一个词是"无病生存"（disease-free survival，DFS），定义为"Period after successful treatment in which there is no appearance of the symptoms or effects of the disease"。显然PFS和DFS存在比较大的差异，前者强调"疾病没有更坏"，后者强调"疾病不再存在"。所以，在妇科肿瘤中，一些预后相对较好的疾病经常使用DFS，如子宫内膜癌、子宫颈癌；一些预后并不理想的疾病经常使用PFS，如卵巢癌，以及复发的妇科恶性肿瘤。

还有一些与之相关，应该明确而又难以明确的概念，如"治愈""不可治愈""未控"等，在这里，时间很重要，以及在良恶性疾病中表现的价值和意义。

有时，很难精准的、绝对的确立复发，也许每个病都会有不同的概念，比如卵巢癌的复发是指完成了满意的肿瘤细胞减灭术和正规足量的化疗，达到临床完全缓解，停药半年后，临床上出现肿瘤或者有复发的证据。又比如，子宫内膜异位症复发的时间尚没有完全统一，因为这里涉及对于疾病"完全切净""治愈"的概念和理解，对于疾病"未控""疾病进展"的概念和理解。"复发"可能仅适用于部分患者的疗效描述，而"疾病进展"则适合于群体患者的疗效评估。显然，"复发"和"疾病进展"对着这两种疾病的具体人群是完全不一样的临床预后价值。有些病我们是不能够确定它是否完全治愈或者是否得到了完全控制。因此，对于复发一定要有病人的症状、体格检查、影像和血清学检查，综合确定是否复发。

对于疾病复发的确定，应该根据迹象和证据，譬如一般认为具备两项卵巢癌患者自我症状，如包块、疼痛、排便梗阻；物理学检查，结节或包块的发现；影像检查确定，包括胸腹水等，以及血清学和其他肿瘤标志物的持续升高。一般认为具有2项以上者就可以考虑是复发，最好的证实是病理组织学。子宫内膜异位症也是一个进行性的、易于复发性的疾病。治疗以后要继续追随监测，主要是疼痛、影像检查、血清标志物等。

避免复发和尽早发现复发是治疗和改善预后的主要目标。在这一过程中，症状对于复发的发现和确立十分重要。但是单靠症状也不能完全确定，亦如子宫内膜异位症之无症状者，42.9%可以通过腹腔镜发现阳性；当然有症状者，70%都可以通过腹腔镜得到证实。盆腔检查也有一定的不确定性：盆腔检查阳性者，阳性预测值（腹腔镜证实）可达88%，而盆腔检查阴性者，其阴性预测值只有30.4%。因此必须把它们结合起来确定是否复发。

而疑难性疾病的概念就更加模糊。什么是疑难，似乎每个人都有自己对于疑难的理解，每种病都可能有不同的认识和诊治方法。所以疑难是一个很泛化的、不确定的概念。凡是在临床上认为诊断治疗比较困难的就可以是疑难，疑与难都是相对的、多样的，甚至是变化的。

少见病和罕见病因为我们对其认识不足，亦常成为疑难。

疑难又和复发紧密相关，疑难病的易复发性抑或复发造成的疑难，就构成了本次讨论的主题。

二、复发与难治的缘由

复发和难治是由多种因素形成的。

（一）疾病本身的侵袭性和易复发性

侵袭性和复发性是癌瘤的基本特征。而内异症也极具侵袭性和复发性，有些特殊的炎症或者感染，比如结核、放线菌病等，也通常呈弥漫侵袭，难以根除。

一些病变的弥漫性生长和浸润形成了难治和复发的特性，比如常见的子宫肌瘤，一般局限于子宫，而弥漫性平滑肌瘤病或者血管内平滑肌瘤病，即已不是"瘤"，而成为一种"病"，就比较难治了。还有一些难治的子宫内膜异位症，系因病灶的深部浸润和特殊部位，使其难以治疗，或者易于复发。有的激素依赖性疾病，如子宫肌瘤、子宫腺肌病、子宫内膜异位症等，可在雌激素影响下形成、生长和复发，可谓"野火烧不尽，春风吹又生"。某些感染性疾病可在致病微生物的影响下，形成再感染或者复发。

（二）治疗的不规范、不彻底

最主要表现在恶性肿瘤的诊治，对分期性手术、肿瘤细胞减灭术或根治性手术，没有达到应有的范围和彻底性。手术的不彻底或者术后残留是复发的主要原因之一。卵巢癌残留2cm、1cm与完全切净之复发率显然不同。虽然现今有分子分型的影响和考虑，但手术的彻底性仍然是基本的。化疗的不规范、不充分，包括疗程和剂量都有重要影响。维持治疗的不足够、不合理也是复发的一个原因。因此，我们特别强调肿瘤诊治的"四化"，即规范化、个体化、人性化、微创化，其中规范化是基础。当然做到规范化的诊疗，有一定的主客观因素，包括主治者的认识、经验以及客观的条件，但是一定要明确治疗的彻底性和规范化的重要性。

（三）认识不足与发现延迟

由于复发本身的不确定性，复发的延迟发现颇为常见。所以，首先要特别重视病人的主诉，比如卵巢癌的复发，主要症状是疼痛或腹部不适，2/3的复发病人是以此为主要症状的。复发之始，疼痛或者腹部不适而影响其日常生活者占68%，62%影响其情绪，62%影响其工作，61%影响其生活乐趣。因此要关心病人、重视病人关于疼痛与腹部不适的主诉，给予高度重视并及时发现有关的体征。

病变的性质，特别是恶性肿瘤的分期、分级和复发及复发部位有密切关系，卵巢癌可以在盆腹腔广泛、多部位复发；子宫颈癌容易在盆腔局部和阴道残端复发；子宫内膜癌通常在盆腔或者肺部转移，而子宫肉瘤却呈血形转移至胸肺。癌瘤又易侵犯脉管，而呈淋巴和远处转移。子宫内膜异位症也常常在子宫直肠窝有复发结节。所以，在复诊时要格外留意，并且做相应的影像和血清学等检查。

对于卵巢癌的Ⅲ期和Ⅳ期的复发性更要十分警惕，复发通常在术后18～22个月。其复发的概率是33%～45%，复发的部位：31%在腹部，36%在盆腔，14%在盆腹腔，还有23%的远处和其他部位。因此对于病人的随诊和全身检查都不可忽视。

（四）难治与复发的关系和评估

诚如前述，疾病的复发和难治通常是相互并存，"难兄难弟"。因为复发而难治，因为难治就易于复发。在有些情况下，疾病本身就是"非治愈性的"或者虽经手术、化疗等治疗，疾病仍处在未控状态，他们都可以认为是治疗的失败。因此都可以发生，或很容易发生复发而变得难以治疗。

在诊治过程中，我们甚至可以预料或预测其复发性，比如在卵巢癌治疗中，如果是铂类敏感型的，其效果较好，复发时间多数在半年以后；如果是铂类耐药型，则通常就会在6个月之内出现复发的迹象。而顽固性和难治性者可能一直处未控或未治愈状态，这在复发的预测时，尤其需要注意。

三、疾病复发之对策

（一）重视与认识，早发现与早处理

对于疾病复发的重视与认识非常重要，还并不在于对于复发重要性的重视，而在于对于复发的警觉、发现与识认，所谓复发的蛛丝马迹，"风起于青萍之末"，如对癌瘤病人的症状关注，发热、疼痛，特别是腹痛；消化道症状，特别是肠梗阻等。对这些症状必须高度重视，继而进行全面的身体检查、影像检查和其他有关血清标志物的检查。对内异症、炎症等之复发症状也多为疼痛。

有些辅助检查可能是阴性的，但症状的存在仍应不可忽视；有时并无明显症状，而客观检查不正常，亦应探究其源。很多情况下，腹腔镜和宫腔镜检是非常必要的，可以明确诊断，取得组织学材料，还可同时进行处理。以此做到"3早"：早发现、早治疗、早处理。并做到"4定"：定性——是否复发，定位——复发部位，定型——药物敏感或耐药，定法——处理方法。

（二）施行规范化诊治，避免和减少复发

规范化的诊治是避免和减少复发的关键，初始治疗是基础。治疗方法的

选择，如手术及手术方法的选择，不仅仅是某种疾病和某种方法，而应该注重病人和医生，两个人的因素。应该是某病人及罹患的病，是否适合某医生和给予的方法。不是两个因素，而是四个因素。医生的经验、能力、条件，病人的病情、意愿、要求，都是选择治疗方法的要素。手术方式是为病人的，不是为自己的，不能削足适履。

肿瘤的分期手术、肿瘤细胞减灭术要做到位，达到所谓"理想的""满意的"要求。否则就会明显地增加复发和死亡的概率，比如，初始手术，卵巢癌残留小于2cm，5年的生存率达31%；而大于2cm，5年的生存率只有2.6%。对于畸形的矫正，虽然可能不会一次完成，但一定要做的"对路"；创伤与炎症应该尽量在初始治疗时得到好的处理，内异症是一个具有恶性行为的良性疾病，因此无论在初始治疗或是复发治疗，都要兼顾良恶性与"4个保护"，而需得格外审慎。

要对疾病的治疗做出周密的计划，除了手术以外，肿瘤的化疗、一线化疗、二线化疗、维持治疗、放射治疗及靶向治疗与其他的辅助治疗，都必须有一个决策性的计划。内异症或一些易于复发的良性病变，也应作为一种慢性病进行长期的、综合性处理，把保留生理功能、保留生育功能、保护器官组织功能、保护精神心理与全面治疗统筹考虑，注意在这过程中疾病复发的危险，并与病人有很好的交代和交流。

（三）复发的治疗很困难，随诊很重要

疾病复发的治疗，基本与初始治疗原则相同，但会更加困难，也会有所不同。根据复发的性质、部位、类型及全身状况，酌定治疗方针。卵巢癌会选择再次肿瘤细胞减灭或复发病灶切除术，或者改变化疗方案及采用其他辅助治疗。选择更应审慎，如对于卵巢癌初始治疗的手术选择是积极的，而对于复发性癌的手术却要慎重，我们常说"对于卵巢癌的初始，手术的最大的失误是不做手术；而对于复发癌手术的最大失误是贸然手术"。继而，我们还要说，"对于卵巢癌的复发，如果不能切除干净，最好不要手术"。除非为了解除肠梗阻等症状。

对于子宫内膜异位症的初始，我们认为"腹腔镜是最好的治疗"，但对于复发的手术则应全面考虑，甚至减少手术的次数，或者提出"在子宫内膜异位症的治疗中，选择一次最合适的手术"。

对于复发疾病的药物选择，常常会遇到耐药等问题和难以找到更合适、有效的治疗，令人颇费踌躇。而再次手术会更加困难，在炎症、内异症、盆腔器官脱垂和肿瘤等疾病复发时尤为显著。盆腹腔的严重粘连，会给手术带来困难，或者手术副创伤、病变残留等都时有发生，应予充分准备。

为此，对于复发病人的全面呵护就更加重要，包括心理慰藉、营养支持、精神关注，尽量维护其生活质量。疾病的治疗后随诊很重要，而复发后的随诊更为重要。有时疾病的不可治愈性，复发后随时都可能有更严重的情况发生，比如各种并发症，甚至临终的问题，更需人文关怀及舒缓医疗。

疾病的治后随诊重要，复发的随诊应有严格规定。如对卵巢癌，术后随诊时间：术后1年，1次/月；2年，1次/3月；3年，1次/6月；超过3年，1次/年。对于复发者，则几乎会经常进行随诊，进行症状询问、全身及有关检查，以期保证病人的安全和生活质量。对于疾病的诊治和随诊的公众教育也很重要，每个人都应终生接受身体检查，不仅是应医生"请来检查"之约，更应主动找医生"我要检查"。

四、疑难疾病之对策

近年，已有关于妇产科疑难病的专著相继问世，如《疑难妇产科学》（林秋华，湖北科技出版社，2002），《妇产科疑难病例精粹》（魏丽惠，北京大学出版社，2007），《疑难妇产科学》（杨东梓，科学技术文献出版社，2011）等，都是很全面的专著。这里，可以总结我们的基本对策。

其一，善于从纷乱迷蒙的病史和病症中理出头绪，尽可能做出正确的诊断，正确的诊断是正确治疗的基础，在疑难重症病例中尤为重要，也更为困难，这就是典型的"事件"变成最不典型的事件。20世纪50年代，前辈刘本立先生翻译了一本《产科疑难病症》（上海科技出版社，1957，1st ed.），就引出"典型的宫外孕，最不典型"的名言。书中说，如果疾病过程像教科书描述那样典型，诊断就不难了，可是具有典型症状的患者却并不常见。就是宫外孕的停经史，也常常问不出，要问到末次月经，再前一次月经，往往是不规则出血。这就要靠警觉、敏锐、经验和判断。

其二，善于抓住主要矛盾，即对危及健康和生命的要害问题进行处理，而且要当机立断，准确无误，如前置胎盘和胎盘早剥，其要害都是出血，无论是外出血、内出血，皆可危及母子，但处理却不同。又如妇科急腹症，从急性附件炎、宫外孕、黄体破裂、卵巢囊肿扭转到卵巢子宫内膜异位症囊肿破裂，及至不全流产等，虽然都有急性腹痛，但疼痛可能不是致命的，而出血、感染是其要害，必须以此为处理的主导，否则会乱了章法，就痛止痛，贻误抢救时机。

其三，善于在掌握诊断原则的基础上灵活运用、相机行事，因时因地因人而异，做出有效的个体化处理。面对疑难重症病例，观察要锐利，行动要机敏；有了原则，大体不错；具体情况、具体分析。做到策略正确、方向明确、方法对头、效果良好。犹豫不决、抱残守缺、拖拉敷衍，是处理疑难重危病例的大忌。

其四，善于接受理解新观念、新理论，掌握应用新技术、新方法，更有效的诊治疑难重病例。有些新理论是重新认识疾病的基础，可以改变和完善诊治原则；有些新技术提供了更准确、快捷的诊断手段，以及更有效、简便的治疗方法，我们要以此不断改善处理问题的本领。如以往对滋养细胞肿瘤侵蚀引起的腹腔盆腔内出血，多是靠剖腹探查止血，非常紧张困难，效果也不理想，而今应用的介入治疗使诊治大为改观。腹腔镜在急腹症的应用，不仅及时明确诊断和鉴别，又能在微创下得到恰当的处理，有利于病人的康复。靶向药物或其他的生物治疗，也给癌瘤的治疗带来了新的希望。

复发性和疑难性疾病的诊断与治疗是妇产科学的焦点问题、难点问题，是对资深医生的严峻考验，是对青年医生的严格训练。

（本文作为述评发表于《现代妇产科进展》杂志2022年第5期。）

妇科肿瘤诊治的几个关系与观念

时代进步，科技发展，医学面临新的机遇和挑战；社会变化，公共需求，医学应对新的任务和改革。

妇科肿瘤的基础研究与临床实践，也将面对处理好新的关系和树立好新的观念问题。

一、现代科技发展与传统临床实践

现代医学，或俗称西医学，始终是在其他学科的渗入和推动下发展的，从维萨里的解剖、哈维的血液循环，直到而今的遗传学、分子生物学以及各种组学。科技、工艺几乎可以改变疾病的图景与诊断的方案和治疗的手段，甚至模糊了传统的临床实践和医学的目的。

各种医学，从循证医学、转化医学……到精准医学、智慧医学等，是新观念，更是舶来的新名词！固然有科学的进步，但从哲学概念上都没有脱离（虽然似乎想逃逸）认识论、实践论和矛盾论。而对于具有明显实用和应用科学的医学而言，纯科学技术的"控制"也显然是不灵的。那些看似万能的技术（一滴血监测多少癌、机器人代替人手术等）可以是科技的未来，但不是，也不能是，也不应该是医疗的未来。

自然会淹没我们的"证据""精准"也只是可望而不可期。

于是，我们学医伊始，仍然要望闻问切、视触叩听，并至从医终了。于是，我们要总是带着听诊器，那不仅是医生的象征，更是医生和病人联系的纽带。它让我们接触病人，它让我们尊重、平等，"我是你的大夫。""你是我的病人。"而不是和机器、检验报告的关系。

无论科技如何发展，医生要永远走到病人床边去，临床医生要临床，不要离床，离床医生不是好医生！

二、预防、筛查与早诊、早治

对于一个病的防治，有4个关键环节，即：公众教育、预防、筛查和诊治（特别是早诊早治），对于肿瘤尤为明显突出。

预防为主、筛查实施是具有方针性意义的。如子宫颈癌，因为已经明确了人乳头状瘤病毒（HPV）是子宫颈癌的致癌病毒，进而HPV疫苗应运而生，2006—2016年是"HPV疫苗的时代"。我们已进入了"后HPV疫苗时代"，但落实计划免疫仍是现今的重要目标。

子宫颈癌的筛查实施有了较大面积应用的基础，适宜方案有了可行性的研究提供，这正符合2018年世界卫生组织（World Health Organization，WHO）关于2018—2030年加速全球消除子宫颈癌的动议；正符合2020年11月包括中国在内的194个国家共同承诺的"全球战略"。

要达到2030年的阶段目标：90%的女孩在15岁前完成HPV疫苗接种，70%成年妇女至少在35岁和45岁时分别接受一次高准确度的子宫颈癌筛查，90%确诊的子宫颈癌前癌变或浸润性癌的女性提供规范治疗和管理。以期达到减少30%子宫颈癌死亡率。

子宫内膜癌的筛查和早诊已见曙光，从组织分型到分子分型、从肿瘤标志物到基因检测都有进步。况且，它毕竟不像卵巢和输卵管隐匿于盆腔，它毕竟可以内视和取样，只是要寻求更简捷、微创、准确的方法。于是子宫内膜癌（早期）保留生育功能的治疗，愈加变得可能可行。

困难在于卵巢癌的筛查和早期发现，目前的标志物和影像检查，甚至它们的联合都没有成为理想的筛查和早诊方法。腹腔镜检及其活检可以对可疑病例进行排查，显然不是适宜的筛查和早诊方法。遗传性乳腺癌—卵巢癌综合征（hereditary breast-ovarian cancersyndrome，HBOC）及其基因检测只能初步判断比例不高的遭遇风险病例或者对日后生物靶向治疗提供参考。一概的干预性附件和子宫切除、乳腺切除，是演员的浪漫、不能成为有立足证据的理性常规法则。

于是，我们不得不回顾于那些"古训"：不正常或绝经不出血是警号，子宫内膜癌的肥胖、高血压、糖尿病"三联征"，附件包块的"五种重视和探究"是卵巢癌预防和发现的基础等，它们不应该被不屑与鄙夷，乃是对医生，特别是青年医生的基础训练和宝贵经验。

对于肿物，预防为先导、筛查是根本。"早诊早治效果好，晚诊晚治结果差"仍是当前，甚至日后难以改变的事实。

三、过度诊断、治疗与适宜保守、保护

坦率地讲，过度诊断和过度诊疗是当前，或者以后一段时间的一种倾向和问题，正像我们以前通常所说的缺医少药一样的另一面故事。

另外，则是多因素多方位的影响和左右，甚至市场经济的扭曲。科学和医学的良好愿望，经过经济和利益的折射或透镜后，会聚焦于别处，会烧灼于社会与病人。美国约翰·霍普金斯医学院威廉·埃德尔斯坦（William Edelstein）教授直言不讳："美国国立卫生研究院已变成一支商业军团。在那里，科学正在被绑架着为市场狂奔。"

治疗方法越来越多，手术做得越来越大，此时保护性手术的概念应该提出和强化。外科手术包括破坏性手术、保守性手术、保护性手术和修建性手术，癌瘤的手术基本是破坏性手术，因为我们的观念是尽可能切除或切净癌瘤，包括分期性手术、肿瘤细胞减灭术、根治性手术等，但人性化观念让我们更应注意"病"以外的"人"，包括伦理观念、价值观念、婚育与家庭社会观念，甚至美学观念，还有病人及家属的意愿与要求。

因此，应强调治疗中的保护生理功能、保护器官功能、保护生育功能、保护心理功能，亦即保护生命本身、保护生命质量。保护性手术不同于保守性手术，前者更加周全、更加人性、更加睿智。当我们做治疗方案和手术决策时应加入这一重要组成部分。

四、微无创原则与微无创外科

我们一直反复强调微无创是一种观念、一种原则，而不是专指或特指某种手术。

从直接意义上，微创是指创伤小、出血少、时间短、痛苦小、恢复快、费用低等；而无创，则是将上述诸项几乎减缩到零或无。

以上述的评定，是任何方式或种类的手术或操作，都应尽量符合的要求，并达到微无创效果。而从某种意义上，经阴道手术、内镜手术更趋近这一原则，但开腹手术也应遵循此道，无损伤的操作乃为理想。

微无创，从基础概念到临床实践，都有新的发展，如阴道手术，是指通过阴道施行的手术，乃为身体固有通路，应该有其天然合理性。而近年兴起的各种介入治疗，如超声、放射和各种能量，及至高能超声聚焦消融外科（HIFUS），可谓"异军突出"，冲入我们队伍中来，也显示了其独特的优越性。也正应了几千年前医圣希波克拉底的名言：药治不好的，用铁；铁治不好的，用火。（此铁，即为外科；此火，乃为能量。）

在此，我们应该再次强调几个根本观念。

其一，任何手术的选择都有其适应证、不适应证（这个词尚未被应用）和禁忌证（与不适应证是有区别的）。不仅对病，还有病人；不仅对医，还有医生。虽然适应、不适应和禁忌是相对的，不是绝对的，不是永远固定的，也是变化的。但是上述四个条件的考虑周全是"绝对的"。

其二，选择要符合疾病诊治的规范化，注重个体化，不是兴趣、爱好、习惯、时髦。适宜的手术方法和应用与适宜的临床实践标准相切合，不必或不应该企望用一种手术方式代替所有的手术方式；也不必或不应该企望一个医生只会做一种手术方式。

其三，任何手术方式都有其长短优劣，都有一个临床实践的过程，从而取长补短，日臻完善。腹腔镜施行宫颈癌根治性手术的争论并没偃旗息鼓，我们的"不服气"不应表现在"不理它"的我行我素，而是审慎改善我们的工作，进行深入实践研究，积累经验和小心求证，形成有说服力的结果。任何技术的评判，除了技术本身还有重要的技术实施者。

其四，外科医生有特权进入个体，但除了敬畏，没有任何其他特权。在手术室里第一重要的是病人，没有技术和仪器器械的炫耀。安全是须臾不可忽视的——平安是福！无论对病人，还是对医生。

五、医学人文观念与医学哲学思想

人文观念和哲学思想是医生的必备修养，也是妇科肿瘤诊治的本源。"仅仅用专业思想教育人是不够的，他们可以成为一个有用的机器，不能成为和谐发展的人"（爱因斯坦）。

人文观念的基础是我们面对的不仅是"病"，更主要的是"人"，而且是有思想、感情、意愿、要求，有婚育、家庭与社会背景的人。这些不仅在诊断，更包括治疗在内的周全考量。对于严重危害人健康和生命的肿瘤诊治尤其重要，所谓"治病救人"盖出于此。

医学人文观念的另一个要点是正确理解医学、医疗，医生与病人。医学有局限，医疗不是万能的；认识不尽善，实践有风险。治疗并不总意味着治愈，更体现于体恤、减轻痛苦。

以此，达到"通天理、近人情、达国法"。天理，即为自然规律，疾病的发生、发展过程及机理；人情，不是一般的人情，系指上述的人的特质和思想；国法，下指诊治原则、规范、技术路线、方法、技巧和决策，上指国家法规、法令和政策。

诊治中的正确与错误，取决于责任心、技术水平、临床经验及思维能力和方法，后者便是哲学。哲学的功能是思想清晰、路线正确、方法适宜，看似不具体，但却很实际。著名哲学家维特根斯坦说："没有哲学，思想便模糊不清，哲学赋予思想以鲜明的边界。"

我们在妇科肿瘤的诊治中，所经常或必然遇到的是：全面调查的判断、变化发展的审视、辩证因果的分析、远近利弊的考量等，都属于哲思范畴，都是我们必须掌控的，是胜于手术刀的利剑。

也许只有从医学本质上树立，从哲学思想上修炼，才能真正提升我们的职业智慧、职业精神、职业洞察和职业能力。

（本文发表于《肿瘤预防与治疗》杂志2021年34卷第5期。）

子宫颈癌防治的现代策略

　　子宫颈癌是女性生殖道发病率和死亡率最高的恶性肿瘤，世界卫生组织（WHO）统计，全球发病人数每年为45万左右，80%在发展中国家。中国的新发病例约13万以上，每年有2万～3万妇女死于子宫颈癌，这是中国妇科医生和肿瘤工作者的沉重任务。我国政府重视子宫颈癌的普查普治，20世纪90年代比70年代死亡率下降了69%，北京、上海等的发病已达到世界最低水平。但我国人口众多，经济、文化、医疗卫生发展不平衡，子宫颈癌依然严重地威胁妇女的健康和生命。现今的特点是：①发病率明显上升；②发病年龄的年轻化；③发病率很不平衡，西部及某些高发地区尤为严重。因此，子宫颈癌的预防问题至关重要，这涉及如下几个重要理念和关键环节。

　　一、筛查是防治之始，要确定方案、建立制度

　　近年，我国已有了较好的地区性筛查，不仅获得了流行病学材料，也达到了早诊早治的目的。筛查的目的是识别、发现和检出子宫颈上皮内瘤变（CIN）的患者，而不是（或主要不是）为了识别浸润癌。后者多伴有症状，是及时诊断问题。报告表明，1/4患者从未进行过细胞学抹片检查，或者1/4患者在5年内未进行过细胞学检查，筛查的重视性显而易见。

　　子宫颈癌的筛查长期以来沿用的是宫颈阴道细胞学抹片（Pap smear）及巴氏染色、巴氏分级，其功不可没。但其漏诊率及报告的不确切性日渐突出。

现行的薄层液基细胞学（Liquid-Based Monolayes，LBM或Thin-prep Cytology Test，TCT）以及TBS（The Bathesta System，IBS）分类系统，提高准确率与细胞学家和临床医师的交流和处理。此外，由于人乳头状瘤病毒（Human Papillomavirus，HPV）在子宫颈癌发病的重要作用和在筛查中的地位，欧美一些发达国家也将HPV检测与细胞学一道作为筛查方法，更有价值。

所谓子宫颈的肉眼观察，包括醋酸染色检视（Visual Inspection with Acitic A cid，VIA）和碘液染色检视（Visual Inspection with Lugals Iodine，VILI）用于经济不发达地区的初筛，"即查即治"之价值虽有待验证，但总比完全"空缺"为好。而近年关于光动力学（Photodynamics）的应用，系给予光敏剂ALA（5-氨基酮戊酸）后用490nm波长光辐照，观察红色荧光增强。以及将FISH技术应用于子宫颈病变检查等都在研究中，问题在于它们在筛查程序中尚难找到其合适的"定位"。

另外两个重要问题是筛查方案和筛查制度。中国癌症研究基金会专家组根据经济卫生发展状况及发病情况提出三种方案，即最佳方案（TCT、HPV检测）、一般方案（Pap Smear、HPV检测）和基本方案（肉眼检查VIA、VILI）。筛查起始年龄亦有不同，平均30岁，终止年龄为65岁，间隔1次/年，连续2次正常，延长至间隔3年。强调重点是高危人群而不是筛查次数。宫颈癌筛查显然不只是医师行为而是政府或社会行为，是艰巨的系统工程，现今各种筛查"工程"兴起固然是好事，但要落实、要可持续性。在门诊就诊者的"机会性筛查"亦是明智之举。

二、子宫颈癌病变的"三阶梯"诊断及治疗规范化

子宫颈癌的发生发展有一个相对缓慢的过程，即其开始是子宫颈上皮内瘤变（Cervical Intraepithelial Neoplasia，CIN），并有CIN Ⅰ、CIN Ⅱ、CIN Ⅲ的渐进性，甚至自然消退或可逆性，要经历几年，或10余年。这其中病变处于动态中，即消退（逆转）、持续（稳定）和发展（恶化）。CIN发展为浸润癌（Invasive Cancer，CC）总的风险概率是15%，CINⅠ、CINⅡ、CINⅢ发展的概率分别是15%、30%和45%；其持续状态的概率分别是31%、35%和56%；消退的可能性则分别是47%、43%和32%。这表明，CIN的级别越高，其消退和逆转的机会越小，诚如报告所示，CINⅠ和CINⅡ发展为CC的危险分别是正常的4倍和14.5倍，而CINⅢ发展为CC的危险则高达46.5倍，明确地显示早诊早治的重要性。

　　子宫颈癌的预防就是癌前病变或CIN的早诊早治。目前采取的方法是"三阶梯"诊断步骤，即细胞学—阴道镜检—组织学检查（Cytology—Colposcopy—Hystology，CCH），组织学结果是确认的最后诊断。重要的是诊断程序的标准化和质量控制。另一个值得深入研究的是如何估价CIN发展成癌的可能性，一方面各种级别进展的概率不同，另一方面是HPV检测在评估中的价值（后述），但尚缺乏提供临床参考的可靠指标。所以，可以检测宫颈的人端粒酶逆转录酶（hTERT），它的表达可以作为CIN进展的标记物之一。研究也表明P16^{INK4a}的高水平表达几乎在所有高级别癌前病变中发现，而正常宫颈中则无P16^{INK4a}表达。可以说，P16^{INK4a}阳性肯定为高级别CIN存在，并预示发展癌的危险。这些研究的临床意义在于，既然目前很难预测每一例CIN的未来结果，由于都有恶性发展的危险，均采取了几乎相同的处理，依据的是组织病理结果。如果上述检测能预测其可能进展，即可以此生物学标记物作指导。

　　经过"三阶梯"诊断为CIN后应进行规范化的治疗，中国的子宫颈病变和阴道镜协作组参考美国阴道镜和子宫颈病理协会、欧洲及亚太地区生殖道感染和肿瘤研究组织以及其他研究组织的报告，形成了治疗指南，正在推行。其基本原则是依据CIN诊断级别，参照HPV检测结果，明确诊疗原则，使治疗规范化；又要对患者年龄、婚育情况、病变程度、范围、级别，以及症状、随诊及技术条件，和病人意愿等综合考虑，做到治疗个体化。据此，CIN I、HPV（＋）者应予治疗；CIN I、CIN II 主要应用物理治疗；LEEP 主要应用于面积较大的 CIN II 和重度不典型增生，对于原位癌，除非足够切除一定宽度（病灶外 0.5cm）和高度（2.5cm）；冷刀锥切能根据病变程度和范围，做出可靠的锥切和适宜的治疗。但目前这一规范的贯彻实施还不甚满意，过度治疗是较普遍问题。

三、HPV 在子宫颈病变防治中的重要地位

业已非常明确 HPV 是子宫颈癌的致癌病毒，几乎所有子宫颈癌的病理样本中均能找到 HPV，从而引证了 HPV 是子宫颈癌的重要原因，也使子宫颈癌成为人类所有癌症病变中唯一病因明确的癌症。在各种 CIN 中，HPV-DNA 的检出率亦随级别的进展而上升。HPV 的检测在子宫颈病变的预防处理中居重要地位。

1. HPV 检测的意义。①筛查。虽然 HPV 检测作为筛查尚有争议，但质疑并非来自学术，而系卫生经济学考虑。应该说将 PHV 与细胞学结合检测筛查有明显的合理性。HPV 阳性是宫颈病变的基本依据，是 CIN II、CIN III 发生的重要条件。单纯应用 HPV 筛查亦有研究及循证，称连续两次 HPV 阴性，5～8 年不会罹患宫颈癌。②HPV 检测是不能明确意义的非典型鳞状细胞（ASCUS）和低度鳞状上皮内病变（LSIL）分流的最好方法。首先分流是必要的，ASCUS 和 LSIL 可以占细胞学实验室 10% 的量本，而其中 15%～30% 是 CIN II /CIN III；其次是如何分流，可以直接阴道镜检和活检，但创伤和花费并不适宜。可以多次重复随访，不便不宜，且有 25% 的失访率，患者有诸多的精神负担。而 HPV 检测则可以简易明确地将高危者分离出来。HPV（＋）者 CIN I 的发生是 HPV（－）的 3.8 倍，CIN II、CIN III 前者是后者的 12.7 倍。

③HPV检测用于各种CIN及宫颈癌的各种治疗后的随诊。对于CIN合理的、成功的治愈率可达90%～95%，但CIN患者仍比正常人发生癌高4～5倍，危险来自残留或复发，也可有多灶性病变，因此随诊监测不可轻慢。随诊除妇科检查及必要的影像检查以外，HPV检测亦是重要方法，HPV（－），无瘤生存率100%；HPV（＋），无瘤生存率只有56%。HPV检测一般在治疗后4～6个月，且可与治疗前HPV负荷相对照。

HPV感染，特别是年轻妇女，多数可以在一年内得以被清除。对于HPV感染，目前尚无有效药物，现行的对策是"治病即治毒"，即治疗HPV感染引起的CIN，亦即协助机体清除HPV。

2. HPV负荷的价值。现行的HPV DNA杂交捕获二代（Hybrid Capture2，hC2）检测法被认为是HPV的最好方法，甚至是子宫颈癌防治的一场革命，它可以检测HPV负荷（HPV load）并亦受到关注。首先，探究"病毒含量在什么水平时会导致宫颈病变是有临床意义的"，目前临床上采用的hC2阳性定义是＞1，乃系根据重要的临床终点指标对敏感度和特异度进行了平衡，而不是根据专门的分析性HPV分子数的临界值。一般可以认为是HPV感染的状态，而并非宫颈病变的程度。在HSIL中，HPV负荷可能低于HPV感染活跃的LSIL。关于HPV负荷与宫颈病变的关系，也有观点的交叉：①HPV负荷与宫颈病变的程度密切相关，其风险随着首次HPV负荷的增加而升高，如正常组为0.96，LSIL组为1.42，HSIL组为11.87。②HPV负荷和宫颈病变程度有一定关系，但并不完全平行，一些高度宫颈病变甚至子宫颈癌的患者HPV负荷可处于一个比较低的水平上，宫颈炎症甚至正常女性也可能伴有高负荷的HPV负荷。总之，两者关系尚待更多材料说明，但HPV负荷表明感染的轻重，虽然可以尚未发生相应级别的病变，而持续的高负荷的HPV仍表明发生高级别CIN的潜在危险。在治疗术后的追随中，HPV负荷的动态变化和消长毕竟是观察的良好指标。一项研究表明，术后 6 个月 HPV 的清除率为 58%，12 个月 HPV 的清除率为 83.3%，并可发现清除过程中负荷的下降趋势。

3．HPV 疫苗。在肿瘤免疫治疗中，子宫颈癌的 HPV 疫苗进展最快，有可能使子宫颈癌的预防达到一级预防的先进水准。子宫颈癌 HPV 预防性疫苗已成功应用，被认为是 21 世纪最重要的医学成果之一。

HPV 疫苗分预防性疫苗和治疗性疫苗。现今推出的预防性疫苗主要是 HPV 16 和 HPV 18 二价（亦另有包括 HPV 16、HPV 18、HPV 6、HPV 11 四价者），应该可以对抗 70% 以上的 HPV 感染，试验表明有 100% 的预防效果，和至少 5 年的保护。HPV 疫苗的临床应用是人类抗击癌瘤的重大突破性战役，它将成为全球子宫颈癌防治策略的一部分，需要创造整体水准的政策动议，建立国家的和国际的合作伙伴关系，以及众多人员的参与。要有专家的规范设立和个体化决定。也会有异议和反对，重要的是预防性疫苗要从青少年未感染 HPV 者使用，从中受益（无论是观测还是实际预防）还需要数十年的时间。因此，我们仍然强调子宫颈癌的预防是全方位的，包括预防（HPV 感染）、筛查和早期检测，以及治疗与管理子宫颈上皮内瘤变等。免疫接种将有可能被纳入子宫颈癌的控制中去，无疑，即使可以获得疫苗，早期发现仍然是关键。

四、结语

子宫颈癌是妇女的第一杀手，它是感染性疾病，是可以预防、可以治疗及治愈，甚至是可以消灭的。致癌病毒是人乳头瘤病毒，是人类癌瘤发病中，唯一可以完全确认的致癌病毒。预防 HPV 感染就可以预防子宫颈癌，没有 HPV 感染就可以不罹患子宫颈癌。子宫颈癌前病变，即宫颈上皮内瘤变有较长的病程，通过细胞学、阴道镜检及组织学活检可以得及时的诊断，并按规范化处理。HPV 的检测在筛查、病变分流及随诊中有重要价值。HPV 疫苗的问世开创了子宫颈癌防治的新时代，但制定筛查方案与制度，早诊早治仍然是子宫颈癌预防的基本策略。

（本文为 2020 年全国子宫颈癌防治学术会议上的讲演。）

阴道手术是妇产科医生的必备技能

我们高兴地看到一部内容丰富、面目清新，而又难能可贵的关于阴道手术的新的译著，为此点之赞之！

看了书，关于阴道手术，禁不住想到三个问题。

一、阴道手术有一段古老有趣的故事

阴道手术有一个较为久远的历史，早在1829年7月26日，法国医生Joseph Recame为一位50岁的子宫颈癌患者实行了首例的经阴道全子宫切除手术。1897年，另一个法国人实行了首例的经腹全子宫切除手术。算下来，阴道手术应该是开腹手术的"母亲"了。

就是子宫颈癌的根治性手术也是经阴道手术在先，即我们知道的经阴道广泛性子宫切除术（Schauta手术），接下来才是他的学生沃特海姆（Wertheim）施行的经腹根治手术。即使在当时，经阴道根治术的死亡率（10%）也比经腹根治术死亡率（＞30%）要低。但是毕竟经阴道手术的难度大，开展困难，之后就经历了一个长时间的腹部手术的"统治"，即使在不久以前，人们还是习惯于做开腹的手术，比如1979—1980年，在美国实行的开腹子宫切除手术是317 389例，而经阴道的子宫切除手术只有其1/3，是119 972例。直到腹腔镜的广泛开展，直到阴道手术的重新提起，才改变了手术的技术路线和方法。

阴道手术在法国兴起，在德国发展，又在法国找到了立足之地与当代崛起。中国的妇产科医生对于阴道手术其实做了大量的工作，也积累了丰富的经验，早在20世纪60年代，我们就开展了对于子宫脱垂的阴道手术，对于宫颈癌的阴道手术等，当时上海的郭泉清、安徽的张其本等都是实行经阴道手术的专家，更是经阴道广泛子宫切除的先驱。在21世纪，宋磊及其团队卓有贡献的工作以及在各地开展的盆底重建手术、阴道和腹腔镜的联合手术如火如荼。

最值得称道的是法国医生达尔让（Dar gent）关于保留子宫的子宫颈癌根治术，即Radical Trachelectomy，以及腹腔镜辅助的绍搭氏手术（Schauta手术，Coelio—Schauta），被认为是现代妇科手术的典范，是阴道手术的时代标志，它符合微创化、人性化。所以，达尔让的名言就是"外科医生的职责并不是创造吉尼斯纪录，而是让他们的病人信任他们自己，并为患者提供最适合的治疗手段"。

当时他和他的学生们科斯（M. Cosseon）出版了非常有意义的*Vaginal Surgery*（《阴道手术》）。在这部书里，对阴道手术进行了全面回顾和敏锐展望，深入地描述局部解剖、间隔重建，包括经阴道的各种手术以及与腹腔镜辅助或联合的手术，还有POS和SUI的手术，而且对并发症的诊治处理也进行了非常细致的阐述，这正是1992—1994年其间的工作。

历史证明了阴道手术的卓越性和当代作用，包括技术进步、观念更新和文化考虑（精神、道德和美学）。又过去了20年，阴道手术观念与技术有了新的发展。

二、阴道手术符合微创化、人性化

微创是一种观念，是一项原则；它应该是外科的基本观念，是手术的恪守原则。手术的途径、手术的方式都应考虑微创的目的和微创的效果，我们可以把它统称为微创外科学。把内镜手术或某种手术特指为微创手术是不确切的，微创原则贯穿始终：切剪缝扎、一招一式，从切开到缝合；器械改良、能量使用、血管闭合、材料改善都要符合微创的原则。保持无菌、保持湿润、保持无血、保持清晰、保持轻柔、保持速度等，都是微创手术过程所需要的。请不要损伤！请减少损伤！是我们的名言，手术室里最重要的是病人！从这些角度来审视，从这些方面来评判，经阴道手术是符合微创化观念和原则的，是符合人性化理念和标识的。

经阴道手术的适应证越来越扩大，这在本书里得到了非常充分的体现。从传统的经阴道的子宫手术扩大到附件的各种问题；从剖宫产之后的粘连，到各种癌瘤及至特别复杂的情况，都可以通过阴道来完成了。而且本书的一个重要特点是，每个观点和问题都有具体的实例加以说明，非常的细腻具体，让人看了以后得到很大的启发和引领。所以，这本书叫"advanced"是非常合理的，可以把它认为是高级的、进展的、改良的与发展的。这正应了：经阴道手术，医生们可以做任何事情，或者几乎可以做任何事情。

但我们又无意建立"零开腹"的"勇士俱乐部"，这也正是本书没有忽略的，甚至强调的，对于阴道手术复杂多变情况的周密考虑，如选择好适应证，做好各种应急准备，与腹腔镜的联合，必要时转开腹等，表明了作者的审慎、负责态度。

近年发展起来的单孔腹腔镜手术（通过脐部），或者通过自然腔道（如经阴道）的腹腔镜手术，使微创化更加深延发展，其适应证不断扩大，国人已有专著出版。

另一项值得称奇的是经"自然腔道取标本手术"，这应该是令人惊艳叫绝的，系通过自然腔道把手术的标本取出来。它把盆腹腔，甚至胸腔的壁垒打开，把普通外科、泌尿外科、妇产科等联合起来，发挥口腔、直肠、阴道三个自然腔道的通达枢纽作用，成为手术操作、标本取出的要道胜地。正是：天赐恩宠三腔道，人与自然有通途。这是多系统、多学科的组合，不仅是跨学界、跨学科，也是协作、整合、共享，是病人最大限度的获益。病人的满意和快乐就是外科医生的追求和境界！

三、阴道手术应是妇产科医生的必备技能

开腹手术、阴道手术和内镜手术是一个妇产科医生必须掌握的手术本领，阴道手术可能会成为一个短缺，但是必须弥补。这是我们不可或缺的一方面，如果阴道手术不灵、阴道手术不行，我们可能就像缺了一只手。

我也常说，阴道无小手术，不可小视阴道手术：阴道空间狭小、术野有限、照明不便、暴露困难，周围器官重要，易于发生损伤，问题处理棘手等。一定要有一个好的解剖观念、技术训练，一个比较长的学习曲线，要勤于实践、善于思考，逐渐使自己成为阴道手术的行家里手。

一个手术做得顺利，做得成功，关键是取决于决策（占75%），另外就是手术的技巧（占25%）。决策的重要一点就是选择好适应证，避免并发症。适应证的选择当然和作者的经验、特长，甚至偏好有关，但是一切应该从病人出发，从病情出发，符合规范化、个体化和人性化。适应证也是相对的，不是绝对的；选择是有限制的，不是没有限制的。因此，要知己知彼，百战不殆；扬长避短，趋利弃弊。不必追求一种方式，不必困守一种方式，不必期望用一种方式解决一切问题。

我还以为，一个妇产科医生的职业热情，在某种意义上也包括对手术的无比热情，包括对阴道手术充满热情和激情。这不意味着我们只追求手术，我们只是追求这个过程和它对病人的巨大好处。表明我们对自己工作的热诚，对研究成果的诚实，和在手术过程中令人心悦诚服的劳动，正像我们阅读这本书一样。

外科手术也应该可以复制的，不是说外科手术可以重复的完全一样，也不可能有完全一样的手术经过，这正是手术或者外科的乐趣。手术方式也是可以教授、传播的，别人可以学习和掌握，不可能也不应该只有一个人或几个人能做，这就是我们要点赞作者团队的工作。应该通过阅读、学习和实践，形成我们自己的领悟、实践和提高。

诚然，阴道手术还有其他的不可忽视的要素，一切为了病人：包括体位（Position）、麻醉（Anesthesia）、输血准备（Transfusion of blood）、器械（Instrument）、电系统（Electrosurgery system）、针与线（Needle and suturing），还有我们的团队（Team）。

从这本书里，我们学习到了阴道手术的微创原则和微创手术的具体技术，我们从中体会到手术是技术、手术是艺术、手术是哲学。

感谢作者、译者们！

（本文摘自孟元光主译的《高级阴道手术》序言，

该书于2021年6月出版。）

卵巢恶性肿瘤诊治的新突破

这是一部让人饶有兴趣的专业书，也引发了我们很多的感慨。

妇科恶性生殖细胞肿瘤，特别是性腺外的生殖细胞肿瘤是少见病，甚至是罕见病。但是，北京协和医院妇产科积累了半个多世纪的经验，把并不多见的，或者是凤毛麟角的一本书奉献给各位，可喜可贺！

我们会满怀深情地怀念那些敬仰的前辈，他们的工作，他们的精神，也许就是本书的成因。

可以把我们妇产科对于妇科恶性生殖细胞肿瘤的研究和工作分成三个阶段：第一阶段，开创；第二阶段，突破；第三阶段，发展。

20世纪50年代，林巧稚大夫有一个有名的病人袁某某，她罹患卵巢无性细胞瘤。林大夫高度关爱、高瞻远瞩，给她进行了保留生育的治疗，后来她结婚生子。当时认为无性细胞瘤非常恶性，只对放疗敏感，但是后来我们知道它对化疗也很敏感。这种诊治观念、这种工作精神，应该是有开创性意义的。

正是在这种思想和精神的指导下，到20世纪70年代，我们已经启动了对于卵巢癌的全面"进攻"。除了卵巢上皮性肿瘤而外，我们特别重视卵巢生殖细胞肿瘤的诊断和治疗。在林大夫、宋鸿钊大夫的指导下，由连利娟大夫、吴葆桢大夫、黄荣丽大夫等临床专家及刘彤华院士、唐敏一大夫等病理学家，组成了一个强有力的队伍！

此间，对卵巢癌进行了全面的基础和临床研究，建立和推行了卵巢癌肿瘤细胞减灭术，形成了不同期别的治疗方案。而对于未成熟畸胎瘤的研究得到了突破，即通过手术与化疗可以得到良好的结果。手术是只切除病患（肿瘤或附件），化疗方案从长春新碱、阿霉素和环磷酰胺组成的VAC方案，奈达铂、长春新碱与博来霉素组成的PVB方案，到顺铂、依托泊苷注射液和博来霉素/平阳霉素组成的PEB方案等，都有好的效果。未成熟畸胎瘤通过手术和化疗可以得到逆转，从未成熟到成熟，从恶性趋于良性，我甚至写过一篇科普文章，就叫做"改恶从善""立地成佛"。除了未成熟畸胎瘤以外，对于卵黄囊瘤（内胚窦瘤）、原发性绒毛膜癌，甚至胚胎癌等，都得到了很好的治疗结果。甚至，无论其期别，尽管是三期或者四期，都可以通过手术和化疗，保留生育功能。

这一治疗策略建立在对卵巢恶性生殖细胞肿瘤（malignant ovariangerm cell tumors，MOGCT）的基本认识：①MOGCT除无性细胞瘤、成熟性囊性畸胎瘤以外，多数是单侧的；②彼可以转移到盆腹腔脏器、组织，但较少累积子宫和对侧卵巢，且通常在其他脏器表面，较少侵入深处，手术多可切除；③对于化疗敏感，虽可复发，但复发通常不在子宫和对侧卵巢。未成熟畸胎瘤治疗逾一年，常有"成熟化"倾向。因此，保留生育的手术、适宜的化疗及时间的维持，使对MOGCT的治疗几乎不受期别的限制。

对于卵巢恶性生殖细胞肿瘤诊治的突破，改观了卵巢癌的治疗结果，可以说是砸断了围固卵巢癌锁链的一环链条，其他工作也随之有很大的进展。这期间，我们出版了《妇科肿瘤》（林巧稚主编，1982），《林巧稚妇科肿瘤学》（连利娟主编，1995），《卵巢肿瘤的基础与临床研究》（郎景和主编，1997），《妇科肿瘤面临的问题和挑战》（沈铿、郎景和主编，2000）等，获得了卫生部、北京市及国家科技奖，使我们对卵巢的研究处在一个高端的平台上。

近一二十年，我们对于妇科肿瘤，特别是对于卵巢癌或者卵巢生恶性生殖细胞肿瘤的研究和工作更加广泛和深入，从基础研究到临床实践，甚至到数据库、标本库的建立都有很大的发展；在遗传学、分子生物学以及相关的研究都有了卓尔不凡的进步，和国内外的交往和合作也得到了加强，这使我们的工作迈上了一个新的台阶。

随着时间的推移和研究的进展，我们更加深切体会到，对于妇科生殖细胞肿瘤的研究和发展，要面临的主要问题是它的重要性、复杂性和创新性的认识与实践。

1. 重要性。妇科生殖细胞肿瘤多发于青少年，可以认为是青少年的妇科肿瘤，40岁以后发生很少。而青少年遭遇生殖细胞肿瘤，对她们的身心健康、发育成长、婚嫁生育等，都有非常重要的影响。处理起来就更加困难，更需小心。

由于生殖细胞肿瘤相对少见，青少年自己的感悟亦缺乏，肿瘤常被误诊、漏诊，所以不仅应加强对孩子的教育，还应注意对父母的提醒。

2. 复杂性。妇科生殖细胞肿瘤发生学、组织学都比较复杂，在发生学中，无论性腺内抑或性腺外，都涉及组织演化、体系转移，或者在这个过程中造成的问题。肿瘤常见于性腺卵巢，也可在生殖系统的宫颈和阴道，也可以在生殖系统之外的盆腹腔，特别是腹膜后，因此，必须有高度的警惕。生殖细胞肿瘤组织学复杂，畸胎瘤有三胚层，可以衍生出各种肿瘤，如鳞癌；可以出现副内分泌综合征、神经系统副肿瘤综合，甚至引起脑炎。实验室检测的肿瘤标志物，如甲胎蛋白（AFP）、人绒毛膜促性腺激素（hCG），似乎很特异，又常模糊；影像检查也有特点，却亦呈乱象。这些都给临床诊断与处理造成复杂与迷惑。

3. 创新性。创新很难，医学的创新更难，因为通常需要较长时间的实践和研究。与其说创新，不如说如何图发展。妇科生殖细胞肿瘤的诊治与研究正面临着新的发展与挑战，基因组学、蛋白组学的研究，使我们对于这类肿瘤的分子分型有了新的动议，化疗与耐药是永无休止的课题，生物治疗带来令人振奋的曙光等。有些常见的问题，似乎也还没有完全解决，比如淋巴转移及其处理，生殖细胞肿瘤不像上皮性肿瘤，并非常见的满腹种植转移，表面似乎平静，淋巴结却已有转移，我们把它叫做"沉静的转移"，又如何判别和处理呢？

荒芜中的披荆斩棘，柳暗中的花明一村不容易；山重水复中的前进，道阔路漫中的求索，可能更难。我们就是面临的这样的情势。

值得欣庆的是，我们有了这样一本《妇科生殖细胞肿瘤》的好书，可以说，它较好地回答了我们所讲的妇科生殖细胞肿瘤研究的开创、突破和发展三阶段，诠释了重要性、复杂性和创新性。

在这本书里，特别突出了妇科生殖细胞肿瘤的发生，详细地阐述了诊断和处理（甚至有具体的病例分析），强调了治疗的观念和进展，以及对今后的发展的企望。

更重要的是，这些工作体现了队伍的建设，妇科肿瘤的研究一直是北京协和医院妇产科的强项，从林大夫、宋大夫、连大夫，吴大夫等前辈，至今又涌现了很多优秀的中青年学者，可以说是"十年树木，百年树人"，也可以认为是"治病救人，治病修人"。

正值我们协和百年（1921—2021）纪念和林大夫120周年（1901—2021）诞辰，我们虔诚地奉献，与同道们分享，并告慰于先人和师长们！

（本文摘自沈铿、杨佳欣主编的《妇科生殖细胞肿瘤》序言，

该书于2021年出版。）

微创手术的最新发展

春暖花开之日，正是仁爱萌发之时。王锡山教授主编的《经自然腔道取标本手术学》（NOSES）应运而生，令人惊艳称道！数百万言的巨著，几十位作者、诸多器官系统……，书放在我面前，像是一座山。我此时的心情就是：振奋不已、感慨良多！

一、理念的升华

"勿伤在先"是医圣希波克拉底的名言，直到以内镜技术为标志的微创手术普及之后，才算天幕洞开。外科医生的思维观念、技术路线和操作方法都发生了革命性的变化。我们的视野扩展、我们的手臂延长，可以将心中设想、荧屏表象和手术术野结合起来，形成完美的图像和外科效果。

我们却始终踌躇于"开"与"关"、"进"与"出"的路线。NOSES 解决了封闭下，不仅能良好进入操作，又能满意取拿、退出的关键问题。这是微创理念，这是人性化理念，这是美学理念。

二、体系的整合

这是《经自然腔道取标本手术学》一书给我们的另一个重要启示。现代医学发展使学科越分越细，每个器官系统都像是一组部件，医生固守在自己"车间"，病人接受"修配"。这里显然不是医学和医疗。

而 NOSES 则将盆腹腔，甚至胸腔的壁垒打开，把普通外科、泌尿外、妇产科等联合起来，发挥口腔、直肠、阴道三个自然腔道的通达枢纽作用，成为手术操作、标本取出的要道与圣地。正是：天赐恩宠三腔道，人与自然有通途。

这是多系统、多学科的组合，不仅仅是跨界、跨学科，而是协作、整合、共享，是病人最大限度的获益。病人的满意和快乐就是外科医生的追求和境界，NOSES给我们指出了诗和远方！

三、发展的促进

近一二十年，中国的微创外科技术得到了长足发展，可以坦诚而自豪地说，我们已经从跟随者、参与者到领跑者。以王锡山教授为首的团队活跃在国际舞台，成为NOSES的积极推动者。这里体现了创新、思索、实践；也含蕴着信念、责任、担当。

我们也注意到，在书中所表达的精益求精、谦虚谨慎、认真细致的科学精神和工作作风，如对适应证、不适应证和禁忌证的掌握，对学习曲线、训练态度的考核等。

我们深知并铭记，对病人和身体的敬畏和爱护至高无上，始终不可以有任何技术和器械的炫耀。我们不能，也不应该用一种方式完成所有的手术；不必，也不刻意建立"零开腹的手术俱乐部"。

《经自然腔道取标本手术学》告诉我们，外科手术是一门艺术，是一门哲学。它还有趣地告诉我们，一切不可能都可能变成可能。真、善、美不仅是外科学的极致目标，也是外科医生的精神和修养的坐标。

从《经自然腔道取标本手术学》中学习很多，赘言如上，权作为序。

[本文摘自王锡山主编的《经自然腔道取标本手术学》（第4版）序言，该书于2022年出版。]

积极应对当前宫颈癌腹腔镜微创手术所面临的问题

　　腹腔镜手术具有微创清晰、放大视野、先进的能量器械、精细的分离操作，对于完成宫颈癌根治这种解剖性手术具备优势。1992年，内兹哈特（Nezhat）等报道了首例腹腔镜下完成的广泛性子宫切除及盆腔淋巴结清扫术。至今，腹腔镜微创宫颈癌根治术得到了近三十年的发展，已在国内外多个医疗中心普及。国外以机器人辅助腹腔镜手术为主，而国内主要采用的是普通腹腔镜手术。临床实践中，腹腔镜手术充分表现出出血少、疼痛轻、恢复快，以及切口美观的优点，从而深受医患所青睐，甚至于成为了一些专家的偏好。加之，已有多项回顾性研究肯定了其不对预后造成影响。腹腔镜手术自此成为早期宫颈癌患者治疗的优选，应用前景被一致看好，对其安全性则鲜有质疑。

　　然而，2018年发表在同一期《新英格兰医学杂志》（*The New England Journal of Medicine，NEJM*）的两篇文章却为一路高歌猛进的宫颈癌腹腔镜微创手术踩下了急刹。这两篇文章分别来自一项国际多中心Ⅲ期临床试验（Laparoscopic Approach to Cervical Cancer，LACC）研究和一项基于美国数据库（Surveillance，Epidemiology，and End Results，SEER）分析的真实世界研究。这两项研究从不同角度证实了腹腔镜微创手术治疗的早期宫颈癌患者复发和死亡风险均显著高于开腹手术患者。根据这些高级别的循证医学证据，国际上各大指南随即改写。其中，美国国立综合癌症网络（National Comprehensive Cancer Network，NCCN）指南已明确将开腹入路定为早期子宫颈癌手术治疗的标准方法。截至目前，虽然没有任何一家指南提出禁用腹腔镜微创手术，但均对本技术导致的不良肿瘤结局发出警告，强调慎用。LACC和SEER研究发表之后，腹腔镜微创手术在早期宫颈癌中的临床应用迅速转入低谷。但在学术界，却一石激起千层浪，引发了一场关于"宫颈癌根治性手术入路之争"的激烈辩论，至今尚未平息。

其实，LACC研究的初衷并非否定腹腔镜微创手术在早期宫颈癌的应用价值。恰恰相反，这是一项非劣性研究，因为，不少报告者就曾是LACC的积极推行者，他们的初衷也许是想通过国际多中心Ⅲ期临床试验证实微创手术的效果不差于开腹手术。然而，本研究开始后4年半就发现微创组的复发患者明显增多，无瘤生存率下降至86.0%，显著低于开腹组的96.5%。出于安全考虑，研究被提前关停。但现有的结果已具备了足够的统计学效力，显示出腹腔镜微创手术增加患者4倍的复发风险和6倍的死亡风险，劣于开腹，与研究假设截然相悖。另一项美国国家癌症研究所监测，流行病学和最终结果数据库（SEER数据库）研究分析了全美2000—2010年间手术治疗的2461例早期宫颈癌患者，结果发现其中接受微创手术1225例的4年死亡率为9.1%，显著高于开腹手术者的5.3%。而且，自从2006年微创手术普及以来，患者生存率正以每年0.8%的速度下滑，考虑为微创手术应用导致。此后发表的一些文章采用了类似的真实世界研究方法，得出的结论也同样是微创手术影响早期宫颈癌患者的生存，这与之前发表的回顾性研究结论大相径庭，非常值得反思。

LACC及SEER研究作为高级别的循证医学证据值得尊重，临床必须接受微创手术影响患者生存这一事实，并深入寻找原因，制定亡羊补牢的措施。

LACC及SEER研究将原因归咎于举宫操作、子宫标本切取方法及CO_2气腹使用，这些的确都是腹腔镜手术与开腹的主要区别。尽管还没有直接证据证实以上因素导致肿瘤复发，但这些环节却明显违背了手术的无瘤操作原则。举宫杯在为手术提供便利的同时，长时间、大面积的挤压宫颈肿瘤，违反了肿瘤不触碰、免挤压原则。腹腔内切开阴道违反了肿瘤隔离原则，癌细胞脱落腔内与CO_2作用会增加复发转移风险。长期以来，临床医师对此习以为常、视而不见，酿成一起典型的"白犀牛事件"。当前，改进无瘤操作是实现"亡羊补牢"的首要举措。日本学者金尾（Kanao）提出了宫颈癌腹腔镜手术的"无看无接触技术"（no-look no-touch）技术，术中放弃了举宫操作，并采用阴道袖套缝合来全程隔离封闭肿瘤。采用本技术已经使得腹腔镜手术的复发率显著下降，患者预后与开腹手术相当。国内专家也发明了子宫悬吊法，来取代举宫操作，并在切除标本取出等各个环节加强无瘤观念。相信这些技术改进能够封堵漏洞，消除LACC对预后的影响。

"亡羊补牢"的另一项重要措施就是细化腹腔镜微创手术的指征。LACC及SEER研究纳入的是直径小于4cm的早期宫颈癌，主要包括IA2和IB1期患者（FIGO 2009）。病理类型除鳞癌以外，还包括腺癌及腺鳞癌。手术方式也分为Ⅱ型及Ⅲ型两种。条件所限，LACC及SEER研究未对以上几方面进行分层分析，所以得出的结论比较笼统，其中可能包含着适合微创手术的患者群体。直径≤2cm的肿瘤是否适合微创手术？这是目前争议的焦点。已有大宗病例回顾性分析发现这部分患者接受微创手术不影响生存，主张将肿瘤直径≤2cm作为微创手术指征。这部分患者也是改良根治术（Ⅱ型，Piver 1974；B型，Q-M 2008）的适应证。依此，早期宫颈癌的改良根治术今后仍可以通过腹腔镜微创完成，这其中也包括了保留生育功能的根治性宫颈切除术（B1型）。微创手术会继续使相当一批早期患者受益，可谓取其长，而避其短。此外，宫颈腺癌是否适合微创手术也是一个考虑。腺癌具有颈管内生的特点，术中肿瘤细胞不易被挤压脱落，可能受腹腔镜操作影响较小。总之，审慎选择指征，是继续开展好微创手术的前提。

"亡羊补牢"的其他重要措施还包括加强医患的沟通以及医师的培训。LACC及SEER研究发布后至今，国际上各大指南尚未禁用宫颈癌的腹腔镜微创手术，但均强调了充分告知患者预后风险，取得同意后方可应用。可是，如若笼统地告知患者微创手术的弊端，很难达到充分的理解和恰当的选择。应将手术的适应证和选择、两种手术方式的利弊和比较、可能发生的问题和对策等交代清楚，协商和帮助病家考虑。如今，宫颈癌微创手术量的下降趋势已经非常明显，这势必也会影响到手术医师的培养。腹腔镜宫颈癌根治性手术具有高度的个人技术依赖性，掌握这种手术需要很长的学习曲线。技术掌握不到位不但会影响手术的根治性，也会导致并发症增加。医师的手术质量与手术量是密切相关的，LACC研究受到质疑就是其中一些中心存在每年微创手术量偏少问题。我们在评价一个手术方式时，往往只关注手术本身，而忽略了手术者。手术者的知识、技术、经验、规矩等可能更为重要！投鼠忌器是令人担忧的倾向，偃旗息鼓不是外科志士的品格。当下，正是考验的契机，转折的关键。

近年来，腹腔镜宫颈癌根治术在我国广泛开展，涌现了大批技术精湛的手术专家。而且，广大患者对于腹腔镜微创手术也有较高的接受度。LACC及SEER研究的发布在我国产生了强烈的反响。有人对两宗报告置若罔闻，我行我素；一些专家则认为应放弃微创，回归开腹；更多的专家则是冷静地反思微创手术存在的问题，谋图改进。国内已有百余名专家对此进行了多次深入的专题研讨，最终达成了《子宫颈癌腹腔镜手术治疗中国专家共识·2020》（以下简称《共识》），刊发在本期重点号，在当今形势下发挥着举足轻重的作用。《共识》提出的总原则是尊重循证医学证据和当前指南，严格指征，慎用腹腔镜技术。在此原则下，积极改进无瘤操作，采用悬吊子宫、阴道封闭切取标本等方法消除腹腔镜的安全隐患。《共识》还强调了要重视腹腔镜特殊损伤和并发症问题，主张强化医师的培训，以提高手术质量及安全性。最后，《共识》还倡导国内专家积极协作，开展临床研究，拿出适合我国的指南来指导腹腔镜手术在早期宫颈癌中应用的材料和结果。

可喜的是中国妇科肿瘤专家已经纷纷行动起来，从回顾性及前瞻性两个方面开展了很多卓有成效的研究工作。本期重点号刊发了国内几项回顾性的研究结果，对解决这一问题颇具启发。南方医科大学南方医院组织的全国多中心大数据真实世界研究发现，在我国腹腔镜手术也同样对早期宫颈癌患者的肿瘤结局造成不良影响，但主要体现在肿瘤直径＞3cm的患者。肿瘤直径≤3cm时，腹腔镜手术不对预后造成影响。据此可以考虑将腹腔镜手术适应证拓宽至3cm直径肿瘤。另一项来自中国医学科学院肿瘤医院的研究显示早期宫颈腺癌患者接受腹腔镜手术不影响肿瘤结局，也可作为适应证，但需要进一步明确。一项来自陆军军医大学第一附属医院的研究显示，采用经阴式离断阴道的方法优于经腹腔离断阴道，减少了肿瘤复发概率，体现了改进腹腔镜无瘤技术的效果。来自北京大学人民医院的研究也显示，腹腔镜手术可以通过加强无瘤操作来消除预后不良影响，即便对于局部晚期宫颈癌患者，也同样适用。在国内，经过无瘤化改进的腹腔镜手术新方法已经建立，相应的前瞻性研究正在进行中。是偃旗息鼓？还是重整旗鼓？我国专家们自然会选择后者。

将微创技术等同于腔镜手术是一个误区，反之亦然。也许关于腹腔镜宫颈癌根治术的争议短时间内还不能平息，但是微创大方向是不变的，一些相关的新理念、新技术更值得关注。当前Q-M新分型已经逐渐替代了皮维

（Piver）分型。在其指导下，宫颈癌根治性手术正朝着微创化、精细化、个体化和人性化的方向发展。其中，保留盆腔自主神经的广泛性子宫切除（C1型）、保留生育功能的根治性宫颈切除（B1型）以及前哨淋巴结活检等新技术都将得到广泛开展。这些新技术在保证肿瘤根治的同时大大减少手术创伤，显著提高了患者的术后生活质量，都不同程度地体现了"微创"这一理念。可是，缺少了腹腔镜又会使新技术失去多少精彩呢！"福兮祸之所倚，祸兮福之所伏"。期待经历这场风波之后，腹腔镜微创手术能在"浴火"中，更好地造福于广大患者。

（本文作为述评发表于《中华妇产科杂志》2020年第9期，
作者李斌、郎景和。）

女性盆底的解剖、功能及其损伤、障碍

妇科泌尿学和盆底重建外科学（urogynecology and reconstructive pelvic surgery，URPS）系针对女性盆底功能障碍的亚学科，旨在研究盆底支持结构缺陷、损伤及功能障碍造成疾患的诊断与处理，其主要问题是女性尿失禁、盆腔器官脱垂、粪失禁、女性性功能障碍、生殖道瘘和盆腔痛等一组疾病。随着人类寿命的延长，社会经济生活的变化，人们对生命与生活水准的期望和要求，其发病率日渐升高，盆底功能障碍性疾病业已成为严重影响中老年妇女健康和生活质量的医疗问题，以及突出的社会问题。

URPS亚专业发展在全球发达国家已有半个世纪，在中国尚属年轻，但发展迅速。2005年12月24日在广州成立了中华医学会妇产科分会妇科盆底学组，每两年召开一次全国学组会议，引入国际妇科泌尿协会的国际培训项目，在全国推广盆底解剖和手术治疗的新观念、新技术，提升中国的URPS学术水平，促进了我国妇科泌尿及盆底重建外科的建立与发展。至此，中国的妇科泌尿学和盆底重建外科学已立于世界学术之林。

《女性盆底学》是侧重于临床诊治的实用专业书，包括中国自己的流行病调查数据、盆底疾病相关解剖，详尽地阐述各种盆底疾病的病因、病理、临床表现、诊断和处理，并介绍了本领域的国际前沿新进展。

《女性盆底学》2008年正式出版，2014年再版，时隔五年我们推出这部第三版。三版的《女性盆底学》涵盖了最新的临床研究证据和国际新观点，又对全书的插图进行了一致化的彩图绘制，更具有可读性和实用性。企冀成为妇产科医生、泌尿科医生、肛肠科医生、康复医生进行URPS诊疗的案头书。

诚然，参与三版编写的北京协和医院妇产科、泌尿科、放射科、超声科的同事们都力求在本书中反映飞速进步的盆底学进展，展现丰富的基础与临床研究成果，但编者的实践经验和理论水平有限，难免存在错误和瑕疵，恳请阅读的同道批评指正。

最后，我们还是想再一次引用著名妇科医生特林德（Telinde）的名言与大家共勉："很难设想，没有女性泌尿学知识的医师能成为一流的妇科医师。"希望更多的妇科医生掌握妇科泌尿知识并付诸临床实践。

［本文摘自朱兰、郎景和主编的《女性盆底学》（第3版）

序言，该书于2021年出版。］

聚焦超声消融手术的临床应用现状及展望

聚焦超声消融手术（focused ultrasound ablation surgery，FUAS）或聚焦超声消融（focused ultrasound ablation，FUA），即高强度聚焦超声（high intensity focused ultrasound，HIFU）消融，是近年发展起来的一种非侵入性肿瘤治疗技术。其原理是利用超声波在人体组织的良好穿透性，在监控影像的引导下，将超声换能器（治疗头）在人体外产生的超声波精准聚焦于体内病灶靶点，通过将机械效应转化为热效应、空化效应，使病灶产生凝固性坏死，从而可实现无创消融病灶的目的。

一、FUAS的发展历史

林恩（Lynn）等在20世纪40年代提出了HIFU的概念。20世纪50年代，弗里（Fry）等通过动物实验证实HIFU技术可实现无创治疗疾病的设想。但是，由于当时监控影像技术落后，也缺乏超声生物学效应的深入研究，这项技术在相当长的一段时间停滞不前，直到20世纪80年代，随着上述问题逐步解决，HIFU技术再次引起了全世界的关注。1988年，中国的学者开始进行FUAS的研究，完成了监控超声探头与治疗超声探头一体化技术发明（CN92108250.9），并率先提出了生物学焦域的概念，且展开了治疗剂量学的系统研究。1997年，中国生产出了全世界第一台超声监控的聚焦超声肿瘤治疗设备，并于1999年通过了CFDA认证。从此，超声监控聚焦超声消融手术

（ultrasound guided focused ultrasound ablation surgery，USgFUAS）开始用于妇产科子宫良性疾病的治疗及外科良恶性实体肿瘤的治疗。2004年，基于多中心的临床研究结果，由以色列Insightec和美国GE公司联合研发的磁共振监控聚焦超声手术（magnetic resonance imaging guided focused ultrasound surgery，MRgFUS）设备通过美国FDA认证，可用于妇产科子宫良性疾病的治疗。

二、FUAS的临床应用现状

经过近20年的临床研究和临床实践，FUAS在治疗良恶性肿瘤等方面日趋成熟。近年来，MRgFUS技术在转移性骨肿瘤及颅内神经系统疾病的治疗方面进行了非常有益的探索，取得了令人满意的效果。与MRgFUS比较，USgFUAS的适应证更广，治疗时间更短，消融效率更高。USgFUAS不仅广泛用于治疗子宫肌瘤、子宫腺肌病、良性前列腺增生，还用于肝癌、胰腺癌、骨肿瘤、软组织肿瘤、前列腺癌、乳腺癌及肾癌等恶性肿瘤的治疗。

（一）子宫肌瘤

子宫肌瘤是育龄期女性最常见的生殖系统良性肿瘤。子宫肌瘤最主要的治疗方式是手术，包括肌瘤剔除和子宫切除；子宫动脉介入栓塞（uterine artery embolization，UAE）在西方国家是子宫肌瘤治疗的常规手段之一，但在我国的临床应用尚不普及。临床研究及临床实践已证实：FUAS能安全有效地用于子宫肌瘤的治疗。与手术及UAE治疗比较，FUAS治疗子宫肌瘤对患者的创伤更小，不良反应发生率更低。在临床实践过程中做好适应证优化，FUAS能完整消融肌瘤，达到与肌瘤剔除术一样的效果。对血供不丰富的子宫肌瘤、特别是血供不丰富的多发性子宫肌瘤，FUAS能完整消融病灶，且对病灶周围结构及肌瘤间的正常组织无损伤，具有独特优势。

（二）子宫腺肌病

子宫腺肌病的治疗一直是妇产科医生面临的巨大挑战。子宫切除是目前唯一能根治子宫腺肌病的治疗方式，但是，切除子宫不适合有生育要求及不愿意切除子宫的患者。FUAS为这些患者提供了一项新的选择。研究显示：不论是局限型或是弥漫型子宫腺肌病，FUAS治疗后患者均能取得症状有效缓解。采用慢病管理方式，结合药物和放置曼月乐环综合治疗，能取得更满意远期疗效。

（三）肝癌

肝癌是FUAS用于临床治疗的早期适应证之一。肝癌的治疗手段包括手术、射频消融、微波、介入栓塞、FUAS、放射治疗等。在众多治疗方法中，FUAS在治疗靠近肝脏大血管肿瘤及困难位置的肿瘤时优于其他技术，既能完整消融病灶，又能避免周围结构的损伤，对早期小肝癌，可以达到根治效果。对于中晚期肝癌，在介入栓塞治疗后，结合FUAS治疗可以显著延长患者的生存时间。

（四）胰腺癌

胰腺癌预后极差，在诊断明确时，80%以上的患者已无手术机会。即使是有手术机会的早期胰腺癌患者，在接受根治手术后的平均生存时间也仅19个月。对于没有手术机会的胰腺癌患者，放疗和化疗的效果有限，且不良反应大。研究结果显示：对于没有手术机会的中晚期胰腺癌，在FUAS治疗后，胰腺癌患者的腹部疼痛及腰背部疼痛缓解率达80% ～ 100%，中位生存时间达12个月以上。因此，FUAS是值得推荐的治疗胰腺癌的方法。

（五）骨肿瘤

传统观念认为超声波不能穿透骨组织，因此不可能在骨组织内沉积足够消融肿瘤的超声能量。然而，在肿瘤导致骨皮质部分或完全破坏的情况下，治疗超声可以穿透骨皮质并聚焦于骨髓腔，使病灶产生凝固性坏死，实现肿瘤完全消融。临床研究显示FUAS治疗恶性原发性骨肿瘤的远期疗效与保肢手术的效果一致。对于转移性骨肿瘤，FUAS疗效肯定，特别是对于放、化疗不敏感的转移性骨肿瘤，FUAS能有效缓解症状，改善患者生活质量。

（六）乳腺纤维腺瘤及乳腺癌

乳腺纤维腺瘤和乳腺癌的首选治疗方式是手术。目前FUAS仅用于不适合手术或不愿意接受手术的患者。由于乳腺纤维瘤及乳腺癌病灶位置表浅，超声波在穿透组织时的能量衰减少，病灶消融不困难。前期的研究结果也表明FUAS治疗乳腺纤维腺瘤和乳腺癌均可取得满意效果。FUAS用于治疗乳腺纤维腺瘤和乳腺癌的患者管理流程与手术一致。

（七）肾癌

研究结果显示对于不愿意或不适合手术的肾癌患者，FUAS是可供选择的另一种治疗途径。由于肾周脂肪及出现在声通道中的肋骨导致超声波衰减，影响聚焦效能，加之肾癌病灶血供丰富，FUAS治疗肾脏肿瘤有一定难度。但对于移植肾新发肿瘤，由于没有肋骨及肾周脂肪的影响，FUAS治疗容易取得满意效果。

（八）良性前列腺增生及前列腺癌

大量研究显示FUAS能有效治疗良性前列腺增生，对低及中等风险的前列腺癌，FUAS治疗也展示了非常满意的效果。目前FUAS治疗良性前列腺增生及前列腺癌的途径主要是经直肠，通过研发新设备，改变治疗途径将有助于提高治疗效率，提升患者治疗时的舒适度。

随着FUAS应用在临床的普及，临床医生拓展了一系列新的适应证，将这项技术用于剖宫产瘢痕妊娠、胎盘植入、腹壁切口子宫内膜异位、恶性肿瘤的淋巴结转移等，解决了许多临床问题。

三、FUAS发展面临的问题及发展方向

经过近20年的努力，FUAS已取得了巨大进步。但是，监控影像的局限还制约着技术的发展，而治疗效率的不足也影响着技术的普及。

诊断超声是最早引入FUAS治疗的影像监控技术，超声监控的优势是能完全实现实时监控，通过监控病灶靶区的灰度变化决定治疗超声剂量的投放。但肠道中的气体、皮肤瘢痕及出现在声通道中的肋骨对监控超声图像的质量有较大影响；且通过灰度变化来控制超声治疗剂量也欠精确。磁共振图像具有极好的软组织分辨率，同时也可以监控FUAS治疗时靶组织的温度变化。但是，由于磁共振成像速度的局限，目前还不能完全实现FUAS治疗过程中的实时温度监控，且温度图中的解剖图背景的清晰度还有显著缺陷。因此发展多模态、多种影像融合的技术，以及影像数字化解剖和病理，将有助于FUAS技术的进一步突破。

基础与临床研究都证明FUAS更趋于及符合微无创原则，逐渐获得医生和患者的青睐。但任何技术都会有一定偏颇，掌握好适应证、禁忌证，掌握好准确定位、区域与剂量，预防与避免并发症，不断提高应用范围及数量、质量依然是十分重要的。

FUAS在临床应用过程中面临的另一个问题是治疗效率还不够高，特别是在治疗某些器官血供丰富的病灶时，治疗时间长。因此，研发聚焦效能更高的换能器，提高治疗效率是该技术今后发展的方向。

（本文作为述评发表于《中华妇产科杂志》2020年第13期，

作者张炼、王智彪、郎景和。）

最常见的妇科肿瘤

——子宫肌瘤

我们高兴地得到一本关于子宫肌瘤的译著，诚如我们又引进了一种西洋乐器，加入我们关于子宫肌瘤"演奏"的交响。

我们通常对子宫肌瘤用五个"最"来表达，子宫肌瘤是最为常见的妇科肿瘤，是问题最多的妇科肿瘤，是处理方案最多的肿瘤，是治疗最难抉择的肿瘤，是最能体现"四化"的肿瘤。这"四化"就是规范化、个体化、微创化和人性化。

因此，我们读这本译著，讨论子宫肌瘤是一个最有意思、最有意义的问题。

国内一些学者对子宫肌瘤有很多的研究与专著问世，主要有王世阆的《子宫肌瘤》（1985）、《子宫肌瘤与子宫腺肌病》（2008年），石一复的《子宫肌瘤的现代化治疗》（2007），郎景和、石一复、王智彪的《子宫肌瘤》（2014），程蔚蔚的《子宫肌瘤》（2020）等。这些书内容都很丰富，表达了我国学者对于子宫肌瘤的深入广泛的研究和实践。

在本译著里，内容涉列全面，叙述简明。其中关于子宫肌瘤发生的遗传和分子机制的论述，它对社会和医疗卫生的消耗和价值的披露，都有参考价值；关于药物治疗，如促性腺激素释放激素（GnRHa）、芳香化酶抑制剂，选择性雌激素受体调节剂都有详细的展开；手术治疗也比较全面，除了腹腔镜手术、宫腔镜手术、机器人手术以外，对于介入治疗，如放射介入、超声介入都有介绍；对于子宫肌瘤与妊娠、子宫肌瘤恶变，以及其他相关问题也都是很好的研究。因为主编是生殖医学专家，选题与内容之倾向显然易见。

"他山之石可以攻玉"，这本关于子宫肌瘤的专著，提高了对我们对于子宫肌瘤的重视，推动了我们的工作。

我也希望"一石激起千层浪"，让我们对这样一个最普通的妇科良性肿瘤进行更多的、更深入的研究，比如，对于作为雌激素依赖性肿瘤如何进行预防，对于子宫肌瘤的临床与病理分类的细化，对于肌瘤恶变的机制与防范，对于肌瘤处理，特别是保护子宫或者保留子宫的处理，关于各种手术的选择与利弊分析，对于弥漫性腹膜平滑肌瘤病、静脉内平滑肌瘤病等很多问题，都值得我们去深入探究。

希望通过我们的翻译，大家阅读这本书之后，会有一个新的实践起点，新的研究动向。这是我为本书作序的一个基本想法和企望。

感谢编译者！感谢读者同道！

（本文摘自黄向华主译的《子宫肌瘤》序言，该书于2021年出版。）

《威廉姆斯妇科学》序

这是一部恢宏的、精致的医学巨著，像是一幢建筑美轮美奂！

虽然，我们对于《威廉姆斯产科学》《威廉姆斯妇科学》并不生疏，但当我们读到这部《威廉姆斯妇科学》的时候，却有一种全新的感觉：无论从内容到装帧，从目录到格局，从文字到图解，都非常新颖、鲜活。

从内容上，本书可以说是丰富多彩，它体现了妇科学的全部内容，不仅是诊断和处理，而且对于手术有着浓墨重笔。特别是绘图很精美，像是一幅幅工笔画。它还体现了相关学科、多学科的交叉、和谐与统一。

于是，我们可以深切地体会到，这不仅是对妇科学的全面论述，也是对妇科医生的全面的训练和培养。不仅是知识、技术，还有思想、方法，甚至包括文字、绘画。这是全面促进医生成长的一本教科书、一本工具书，一个攀登的阶梯。

我以为，一本教科书或一本参考书，更应该体现在医疗实践中的人文观点，这对医生的训练和提高至关重要；要体现一个医生临床工作的哲学理念和思维方法；要体现多元素的整合，包括技术元素，也包括思想元素。病理学也是妇科学的重要组成部分，正如第12版《Novak妇科学》序言之所谓"如果想做一名优秀的妇产科专家，必须懂得病理学知识"。

他山之石，可以攻玉。我们在阅读一本经典译著的时候，像《Te Linde

妇科手术学》《bonny 妇科手术学》等，都可以认为，我们学习的不完全是技术本身，应该结合国情、借鉴优长，全面提升我们的水平，也包括总结经验，著书立说。

这是我读了这本书之后一点感想，权作为序。感谢译者同道们的辛勤劳动！

（本文摘自段华、王建六主译的《威廉姆斯妇科学》

Williams Gynecology 序言

该书于 2021 年 8 月出版。）

开展微无创技术　推行诊治"四化"

一、微无创技术的定义和观念

微无创技术的定义实际很模糊，因为微无创是一种观念、一种原则，而不是特指某些或某种手术。一般而论，所谓微创，就是手术创伤小、出血少、费用低；手术时间短，痛苦小，恢复快。这也是外科的基本观念，甚至是医疗的准则。

我们是通过微创技术达到微创目的，达到微创效果。所以，所谓微创手术的术式也是难以界定的，它们是相对的，有条件的。就符合微创观念而言，应该依次是：经阴道的手术、内镜的手术、开腹的手术。开腹手术是最常见的、最经典的手术。阴道手术包括阴道本身病变的手术，以及通过阴道施行的手术。通过阴道进行手术，系通过女性身体固有的通路施行，应该有其天然的合理性，可以称之为自然腔道的手术（NOTES）或经阴道的（TV-NOTES）或从自然腔道取出手术标本（TOSES）。

无创的概念就更加模糊。何为无创？确切地说，应该是毫无损伤。我们通过外周血穿刺进行样本的分析，比如NIPT，可以认为是无创的。进而，超声扫描、放射扫描，或是通过介入进行诊断治疗，可以趋向于无创。所以，我们把微创、无创结合起来，统称为微无创技术可能更妥切。

超声扫描，并通过血流显示和三维成像，或与其他影像结合起来，形成更为清晰的图像，然后作为诊断和在超声指导下进行穿刺、注药等，业已广泛开展。方兴未艾的海扶（高能超声聚焦，high-Intensity focused ultrasound，HIFU）消融技术也应该属于此类。放射介入是通过血管造影和栓塞为目的进行诊断治疗，也可以认为是一种微无创技术。

在技术操作过程中，我们又启用了各种能量，包括电、水、激光、微波、冷冻等物理因素及相应器械的应用，还包括宫腔镜和腹腔镜的一些介质作用，目的都是为了减少损伤。

二、微无创技术与诊断治疗"四化"

无论任何技术都要以临床诊治的"四化"为准则，这就是规范化、个体化、人性化和微创化。在其中，应该以规范化做引领，完成个体化、人性化和微创化。而又以人性化为宗旨，达到以人为本。

人性化是医学的本源性。医学是人学、是仁学，以人为本。医学的对象是有思想、感情、意识、意愿、家庭与社会背景的人。医学本身就兼具科学、社会、人文三种属性。因此，我们除了诊治疾病以外，一定有人的考虑，包括伦理观念、价值观念、婚育与家庭观念，甚至美学观念。我们必须强调诊断治疗的规范化。规范化，就是按规矩办事，规范是规矩、是指引、是方法、是道路。

一个外科手术要达到四个目标，这就是：切除病变，恢复解剖，保护功能，手术微创，实际上是创造、破坏和修复，这跟印度湿婆大佛的宗旨是完全一样的，所以我们提倡"心近佛，术似仙"。

我们必须强调诊断治疗的规范化，同时还主张个体化。但个性化不是个人随意化，每个医生，特别是资深医生，都有自己的经验、自己的擅长，但是诊断治疗必须按规矩办事。在手术室里，在诊断治疗过程中，病人总是第一位的，要一切从病人的利益，从病人的生命健康考虑。诊治的选择也都是从病人出发，任何技术与器械的炫耀都是危险的。

外科医生有特权进入人体，人体是神圣的，外科医生是圣洁的。于是，医生的工作始终充满敬意和虔诚，就像踏入圣殿。尤其不能损害，尤其要对还是正常的组织器官尽可能当心、保护……因为事实上，对于病人的身体，除了敬畏，我们没有任何特权。

三、掌握适应证、非适应证和禁忌证

在这里，值得强调几个问题：

1. 适应证、非适应证和禁忌证，应该不止于疾病和治法两个因素，而是四个因素，即病人及其罹患的疾病，与医生和医生所给予的治病方法，四个因素完全切合，才是最合适、最明智的选择。即除了疾病和治法以外，还有两个人，一个就是病人，一个就是医生，这两个人更为重要。

2. 适应证、非适应证和禁忌证是三个不同的概念。在适应证和禁忌证中间加了一个非适应证，这是一个值得讨论的分类和提法。上述四个因素完全切合，才是适应证；如若有一个不切合，都不构成完全地适应证，而成为非适应证，或禁忌证。所谓"非适应证"，是不够适合或恰当的方式方法，或者药物或者手术，但并不一定是禁忌，只是说它不合适。而禁忌证就是禁忌的、不准的、不许的。

3. 适应证、非适应证和禁忌证所包含的几个特性：适应证具有明确性、共识性、标准性；而非适应证具有慎重性、周密性；禁忌证则具严格性、严肃性。

4. 适应证、非适应证和禁忌证是可以转化的，或者是变化的。

诚然，适应证的选择实际是相对的，不是绝对的；是有限制的，非无限制的。一个医生可能面对各种选择，一种技术也面对各种医生。病人或病人家属当然也有其选择。在选择的时候，一定要知己知彼，百战不殆。所谓彼者，就是病人的情况、病变的情况；所谓己者，就是医生自己的经验能力、技术条件。在选择的时候，应该是扬长避短、趋利弃弊。不必追求一种方式，不必困守一种方式。最终的选择应该是医生和病人，或者包括病人家属都接受的方式，那应该是最好的方式。最好的方法，一开始就给予；一开始就给予的，是最好的方法。各种技术（包括选择）都有其长短利弊，应该是取长补短，相辅相成。没有最好，只有更好！

四、更好地发展微无创技术，造福于妇女

海扶消融治疗于1999年开始应用于临床，已有超过19万例的肿瘤病人接受治疗，蜚声海内外。在妇科，以子宫肌瘤、子宫腺肌病为主的治疗得到了逐渐广泛的应用，超过80%的病人症状有所改善，并带来生育的希望。

我们想到奥斯勒爵士的另一句名言就是："伤害人体的疾病需要用对人体伤害更小的方法去治疗。"我们甚至提出"四个保护"：保护组织、保护器官、保护功能、保护精神。这对病人十分重要，这对医生也十分重要。从侵袭性到保护性，这不仅是技术的革命，更是理性的升华。要为成千上万的子宫肌瘤、子宫腺肌瘤病人保护子宫，打赢"子宫保卫战"，而不是"一刀切"。

本期发表了一组关于海扶消融治疗的经验报告，都是很好的结果，其中也进行了一些关于真实世界研究的尝试。真实世界研究（Real-World Study/Research，RWS/RWR），即在真实世界环境下收集和处理与患者有关的数据，获得医疗产品的使用价值及潜在获益或风险的临床证据。2018年，中国首个RWS指南《2018年中国真实世界研究指南》发布。2020年1月，国家药监局发布国内首个《真实世界证据支持药物研发与审评的指导原则（试行）》。据此RWS已经成为中国科研工作者需要学习、应用、掌握和产出重要成功的重要工具。

但是真实世界数据还不等同于真实世界证据。真实世界数据应通过严格的数据收集、系统的处理、正确的统计分析以及多维度的结果解读，才能产生真实世界证据，成为RWS。由于RWS可能存在一些内在的偏倚，这些偏倚可能限制了真实世界数据在因果关系上的推理和解读。因此，为了减少潜在的偏倚，需要谨慎而周密的研究设计，并且应该确定研究问题后尽早开始制定研究方案和统计分析计划。此外，RWS是对临床常规产生的真实世界数据进行系统性收集并进行分析的研究，与随机对照临床试验（RCT）是互补的关系，并不对立。RWS和RCT一样，都需要科学合理的研究设计、研究方案以及统计计划。

在妇产科领域，非常有名的RWS研究包括"百万女性研究"、"女性健康启动项目"等，美国国立癌肿中心有关宫颈癌微创和开腹手术的分析，也是比较突出的例子。此外，HPV疫苗的应用效果、母婴健康的促进以及女性癌症的疾病负荷和发生率，都是出色的RWS。这些都值得我们进一步学习与借鉴，加强与提高我们关于海扶和其他有关治疗的真实世界的研究。

现今，我们已经有了在中国医师协会妇产科分会领导下的微无创专业委员会，并且与国际微无创医学会有密切的交流与合作，各个国家、不同专业的同道们都携起手来和谐友好、交流互助，这很符合建立人类命运共同体的伟大行动。让我们一道提高、发展理念，追求、完善技术，更好地推动微无创技术，造福于妇女和人类！

（本文作为主编评论发表于《中华妇产科杂志》2022年第4期。）

第二篇
关于医学与人文

"解剖别人"，也"解剖自己"

时光匆倏，《妇产科临床解剖学》迎来了她的出版十周年！

像看待我们自己的孩子，她亭亭玉立，惹人喜爱。但未臻完美，所以又有了今天的再版。

十年再版，谈妇产科学的发展、任务和前景，也是本书的发展、任务和前景，或者主要是两者的关系。

第一，这些年，我们重视和推广了妇产科疾病或妇产科问题诊治与处理的"四化"，即规范化、个体化、微创化和人性化。这也是临床解剖学的阐述原则、理念和关键。所谓"外科手术要量体裁衣"（邦尼语），就是在"四化"基础上，实施解剖，并以解剖完成"四化"。在这一前提下，我们强调，一个成功的手术，决策占75%，技术占25%。突出决策之重要性。而无论决策或者技术都是以解剖学为基础的。

第二，这些年，外科技术发展最快的是妇科内镜手术，几乎达到妇科手术入径的60%～70%，并且成为妇产科医生必备技能。内镜手术改变了医生思维观念、改变了实施的技术路线、改变了疾病的认识图景。但是，唯一没有改变的是人体的解剖和疾病的机制与表象，而重要的是临床解剖学也要与时俱进，适应这些手术方式的改变。内镜手术除了使用腹腔镜、宫腔镜的传统途径和方法，又有了单孔腹腔镜（LESS）、经自然腔道的手术（NOTES）

或者经阴道的（TV-NOTES），也有了达芬奇或机器人手术。临床解剖学如何阐明或促进这些手术方式的实施，是颇为有意义和有意思的话题。阴道手术虽然是传统的手术途径，但由于其空间狭小，前后壁及顶部器官重要、照明与操作困难，被妇产科医生视为"畏途"，较长时间发展缓慢，甚至现在要"重提阴道手术"。阴道手术包括阴道手术以及在阴道施行的手术，后者更符合自然腔道，经此不仅实施妇产科手术，还可以完成泌尿系统等手术。

第三，这些年，妇产科的手术呈向"纵横""广泛"发展的趋势，如盆底手术，生殖道畸形或缺陷、损伤的手术，癌瘤的根治性手术，盆腔自主神经保留的手术，高位淋巴结清除手术等都有新的观念和举措。这里涉及手术的目的、目标和方式、方法。

总体而论，手术治疗的目的是切除病变、恢复解剖、保留功能和减少损伤。对于盆底功能阻碍性疾病，主要是盆腔器官脱垂（POP）和压力性尿失禁（SUI），治疗的目的是完成从解剖恢复（Restoration of Form）到功能恢复（Restoration of Function）2RF。解剖显然是关键，当然还有功能训练。为此，我们要经过"3R"，即恢复（repair）、重建（reconstruction）和代替（repacement），达到2RF。

而"深""广"以及各种变化的"新""特"手术，都要求术者有明晰的解剖概念以及操作的和谐默契。我们可能"心中有解剖"（阅读图谱、观摩手术），但"手中无解剖"（实践不够、经验不足）；或者我们可能"手中有解剖"而"心中无解剖"，即操作不够规范、准确。必须是心手准确一致、解剖手术完全协调。

其实，解剖就是寻路！无论什么疾病、损伤，无论什么手术、途径，第一个问题就是"敢问路在何方？"——解剖就是行车路线。

第四，这些年，大家对手术有着浓厚的兴趣，这当然是无可厚非，理所应当的。但我们可能忽略了"基本建设"，包括哲学理念、人文修养，也包括解剖基础、生殖病理。

妇产科疾病和问题几千种，归纳起来。不外乎畸形、创伤、炎症、肿瘤和功能障碍，或者它们的相互作用和合并存在，手术是重要治疗或处理手段。手术可以是破坏性的、保护性的、保守性的和修复性的。这让我们记起印度。印度湿婆大佛（Shiva）的宗旨是创造、破坏、修复。我们外科手术的目的与此完全一致。真可谓要求"近仙，心近佛"。但追求大、追求难，及至过度手术、过度治疗是当前值得注意的一种倾向。我们更应提倡人性化的保护性手术，即保护组织、保护器官、保护功能、保护心理的手术选择，贯彻全生命周期和手术全过程的观念并实施之。外科手术最高境界是不做手术或少做手术，或者做小手术（微创）。显然，保护解剖、保护自然是其美好背景。

另外，"扩大化"的外科手术、"新异化"的技术操作，会形成新的"陷阱"，引起并发症和各种损伤的发生。因此，才有了"成也微创、败也微创""好也能量、孬也能量"的感叹。

最后，作为外科规范畴内的妇产科医生，我们当然热爱外科手术，热爱临床解剖学，这种"热爱"实际是"敬畏"！

在目前热播的大型文献纪录片《手术两百年》中让我们震撼、惊叹外科学的发展，从公元2世纪古罗马医学家盖伦，到16世纪的解剖学鼻祖维萨里，外科的真正的建立和发展是解剖、麻醉、消毒和输血。解剖，居其首也。有了解剖，才有了靠手（艺）吃饭的人（外科医生的希腊文原意）。从古代的有爱互助到文明社会职责。我们会为此感到自豪，自重——外科是神圣的！外科医生有特权进入人体，只有敬畏和关爱！不可有任何技术和器械的炫耀。手术室里最重要的是手术台上的病人！诚如达尔让（D.Dargent）所说，"外科医生的责任并不是创造吉尼斯纪录，而是让他们的病人信任他们自己，并为患者提供最适合的治疗手段"。

　　这里，我们强调了外科医生的全面修养，包括美学观念和训练，甚至是绘画技能。解剖书或图谱——身体检查和影像检查——手术发现及手术操作——绘图及语言文字表达，这才是完整的技术过程，是形象思维和逻辑思维相互转化、相结合的完美塑造！

　　让我们以伟大的文学家、思想家鲁迅先生的一句话作为这部医学科学著作序言的结尾吧，"解剖别人"，也"解剖自己"——如果说"解剖别人"是实施外科手术，那"解剖自己"则是完善自我修养。

　　　　［本文摘自郎景和、张晓东主编的《妇产科临床解剖学》（第2版）
　　　　　　　　序言，该书于2020年1月出版。］

百年来，中国共产党对妇幼保健事业的高度重视

中国共产党自成立以来，从理念、政策和行动上都高度重视妇女和儿童健康。在土地革命战争时期的中央苏区，党就积极为妇女儿童争取基本权益；在抗日战争时期的陕甘宁边区，党的卫生事业对妇幼健康更加重视，为新中国的妇幼保健事业提供了宝贵经验；新中国成立后，党在更大范围和顶层设计中对妇幼保健予以重视，使我国妇女儿童的健康水平达到了前所未有的高度。

一、土地革命战争时期的中央苏区

1927年3月，毛泽东在《湖南农民运动考察报告》中提出了著名的"四权理论"，认为中国妇女除了与男子同受政权、族权、神权三种权力的支配外，"还受男子的支配（夫权）"。四种权力像四座大山一样沉重地压在中国妇女头上。在经济上，她们受尽各种剥削，"她们是男子经济（封建经济以至初期资本主义经济）的附属品"；在政治上，她们没有丝毫民主、自由、人权可言，许多妇女成为当地土匪、强盗和绿林头目的"猎物"，连起码的人身权利都没有保障；在文化上，她们中的绝大多数被剥夺了受教育的权利，丧失了进学堂的机会，目不识丁成了普遍现象；在婚姻上，她们遵从父母之命、媒妁之言，许多人饱尝童养媳、买卖婚姻的痛苦。针对当时中国妇女的这些问题，在土地革命战争时期的中央苏区，党领导的妇女运动的主要内容之一

是为妇女争取包括健康权益在内的基本权益。

1928年6月，中共六大在莫斯科召开，制定了《妇女运动决议案》。《妇女运动决议案》指出："应直接提出关于农妇本身利益的具体要求，如承继权、土地权、反对多妻制、反对年龄过小之出嫁（童养媳）、反对强迫出嫁、离婚权、反对买卖妇女、保护女雇农的劳动。"

1930年《中共中央通告第八十五号》首次将妇女特殊利益作为一项"单独要求"，包括生理性特殊利益和社会性特殊利益。生理性特殊利益指女性因为自身生理的特殊性而产生的特殊利益诉求，比如因为缠足、生理期、生育等生理性的特殊困难给女性带来特殊痛苦，从而需要给予特殊的社会性照顾，正如通告中提到的"产前产后休息两个月，工资照发；月经期告假自由，工资照发；反对缠足"等。社会性特殊利益即女性因为受来自"夫权"的男女不平等的传统习惯、文化等封建束缚和压迫而产生的特殊利益诉求，体现在政治的、经济的、婚姻的等方面，正如通告中提出的"反对开除成年女工，反对调戏打骂，男女雇农工资平等、待遇平等，反对买卖妇女，反对以妇女为抵押品，反对童养媳"等口号。1931年11月，中华苏维埃工农兵第一次全国代表大会通过的《中华苏维埃共和国劳动法》规定：所有用体力的劳动女工，产前产后休息八星期，工资照发，使用脑力的机关女职员（如女办事员与女书记），产前产后休息六星期，工资照发，如小产（堕胎）休息两星期，工资照发；哺乳的女工除享受本劳动法所规定的休息外，并规定每隔三点钟休息半点钟来哺小孩，不得克扣工资等。

党领导下制定的这些妇女政策，保障了妇女的基本权益，使她们的社会地位发生了翻天覆地的变化，改善了她们的身心健康状况。

二、抗日战争时期的陕甘宁边区

抗战时期，陕甘宁边区政府在党的领导下，针对边区卫生医药条件较差的状况，从边区经济社会发展的实际出发，为促进妇幼保健工作的发展，制定和实施了一系列符合边区实际的政策和措施，保障了广大妇女和婴幼儿的身心健康。

1. 制定妇幼保健政策。1939年11月，边区党委第二次党代会通过的《关于开展卫生保健工作的决议》明确规定，要保护产妇和幼儿，减少因不卫生而致死的损失，积极医治与预防各种传染病。还通过了《关于改善边区妇女生活保护妇女切身利益的决定》，要求对广大干部进行卫生常识教育，注重对女干部和婴幼儿的保护；选拔一些妇女群众接受保育接生的训练，注重培养实行新接生法的接生员。针对边区的早婚现象，1939年4月颁布的《陕甘宁边区婚姻法》明确规定了男女结婚的年龄限制。边区政府还制定和颁布了其他一些妇幼保健法规，如1940年颁布的《中共中央关于保护母亲儿童的决定》、1944年12月陕甘宁边区参议会通过的《关于保育儿童健康案》等。这些妇幼保健法规的制定和实施，为边区妇幼保健工作提供了法律保障，并发挥了重要作用。

2. 开展妇幼保健宣传。党认识到，要把妇幼保健法规具体运用到实际工作中，需要在广大群众中积极开展妇幼保健的宣传教育，提高群众讲究卫生的认识，自觉同落后愚昧的思想观念和不卫生习惯作斗争。边区的妇幼保健宣传教育主要有三种方式。一是举办卫生展览会，通过卫生挂图说明、病例对比、数据统计表等容易被群众接受的形式，介绍和宣传怀孕、接生、育儿等妇幼卫生保健知识，深受群众欢迎，取得了很好的效果。二是利用当地农村集市、庙会等群众聚集的机会宣传妇幼保健知识。利用秧歌队、歌舞宣传队等形式进行妇幼保健知识的宣传，同时配合进行反对封建迷信、反对巫婆神汉、提倡科学卫生的宣传。三是开办以妇幼保健为主要内容的妇女卫生冬学。冬学运动是边区政府为提高广大农民群众文化知识水平，利用农闲时节组织农民学习文化知识的一种形式。利用冬学进行妇幼保健知识的学习，是边区开展妇幼保健卫生宣传教育的一大特色。

3. 培养妇幼保健人才。为适应边区广大农村妇幼保健卫生工作的需要，边区政府采取各种措施培养卫生医疗人员，培养妇幼保健卫生人员。抗战爆发以后，党中央和边区政府先后在延安等地创办了八路军卫生学校、中国医科大学、边区医药学校、西北医专学校、延安医科学校等一大批卫生医药学校，培养医药卫生人员。同时，边区各地各医疗机构也开办了各种不定期或短期训练班，开办助产班、接生班，积极改造旧产婆，培养妇女群众中的积极分子参加新接生法培训学习，培养妇幼保健卫生人员。

4. 推行新法接生及预防接种。针对边区普遍存在着的由于卫生条件差，接生方法不科学，孕妇及婴儿生产过程中死亡率较高的现象，边区大力推行新接生法，降低了妇婴的死亡率，受到了广大群众的欢迎。预防接种是幼儿保健工作的主要形式，也是妇幼保健工作中的重要措施。为幼儿预防接种，是由各分区医院和各县保健药社遵照边区政府的指示，下乡巡回医疗，为群众上门服务。

这些因地制宜的措施为推动陕甘宁边区妇幼保健工作的开展、促进广大妇幼群众的身体健康发挥了重要作用。最直接最显著的成效，就是有效降低了产妇和婴儿的死亡率，同时产妇身体健康状况、婴儿的体质都有所提高。这些措施也为新中国妇幼保健事业提供了宝贵经验。

三、新中国成立后

新中国成立后，中国共产党作为执政党，有更多资源和更大能力，在更大范围和更高层次重视妇幼健康。在党的领导下，中国高度重视发展妇幼保健事业，将保障妇女儿童健康纳入国家战略，不断完善妇幼健康法规政策体系。建立覆盖城乡的三级妇幼健康服务网络，大力实施妇幼卫生项目，为妇女提供全生命周期的健康服务，不断提高妇幼卫生服务的公平性、均等化，妇女健康状况显著改善。党对妇幼健康事业的高度重视主要体现在以下方面。

1. 妇幼健康作为卫生健康事业的重要内容。由于新中国经济持续快速增长以及医疗卫生事业的进步，中国人口的自然增长率迅速上升，节育需求逐渐增多。1953年8月，政务院批准了卫生部关于《避孕及人工流产法》。1955年3月，中共中央发出了《关于控制人口问题的指示》，指出："节制生育是关系广大人民生活的一项重大政策性问题"。1964年，国务院成立了计划生育委员会。1971年，国务院批转了《关于做好计划生育工作的报告》，把控制人口增长的指标首次纳入国民经济发展计划。1978年，计划生育第一次以法律形式载入我国宪法。1982年，中共中央、国务院发出《关于进一步做好计划生育工作的指示》，将计划生育定为基本国策。进入21世纪后，我国人口发展呈现出重大的转折性变化，人口总量增长势头明显减弱，国家调整完善了生育政策，强化计划生育的优质服务。在2016年全面二孩政策正式实施后，2021年5月31日，中共中央政治局会议又确定实施一对夫妻可以生育3个子女的政策及配套支持措施，这将有利于改善我国人口结构，落实积极应对人口老龄化国家战略、保持我国人力资源禀赋优势。

党的十八大以来，以习近平同志为核心的党中央始终把人民健康放在优先发展的战略地位，将妇幼健康事业发展纳入顶层设计，妇幼健康指标被逐步纳入到国民经济和社会发展总体规划与专项规划，不断地推进生育全程基本医疗保健服务，贯彻落实《中国妇女儿童发展纲要》，深入实施母婴安全五项制度，促进儿童全面健康发展，强化出生缺陷综合防治，提升孕产妇和新生儿的危重症救治能力，使妇儿多样化、多层次健康需求逐步得到满足。

2016年10月，中共中央、国务院发布《"健康中国2030"规划纲要》，这是新中国成立以来首次在国家层面提出健康领域的中长期战略规划，要求将

"健康中国"建设列入经济社会发展规划，纲要中将"孕产妇死亡率""提高妇女常见病筛查率和早诊早治率"等主要健康指标纳入各级党委和政府考核指标，强化党委和政府主体责任。2016年12月国务院发布了《"十三五"卫生与健康规划》，对加强妇幼卫生保健和生育服务进行规划。2018年，国家卫生健康委员会先后印发了《母婴安全行动计划》《人工流产后避孕服务规范》，进一步保障妇女的生殖健康。

2. 中国特色妇幼健康服务网络不断加强。中国致力于加强妇幼卫生机构建设。自1950年起，在城乡逐步建立以妇幼保健机构为核心、以基层医疗卫生机构为基础、以大中型综合医院专科医院和相关科研教学机构为支撑，具有中国特色的妇幼健康服务网络。改革开放40多年来，中国持续加大基层妇幼保健网络投入，不断完善妇幼保健服务体系，建立了妇幼卫生年报系统和世界上规模最大的妇幼卫生监测网络。党的十八大以来，妇幼保健网络逐步嵌入覆盖14亿人口的医疗保障网和覆盖城乡的三级医疗保健网，妇幼健康信息化建设不断加强。2018年，全国共有妇幼保健机构3080家、妇产医院807家、妇幼保健工作者近64万人，被世界卫生组织列为妇幼健康高绩效的10个国家之一。

3. 妇幼健康服务公平性、可及性逐步提升。新中国重视保障母婴安全，积极推广新法接生，防治危害妇女身心健康的严重疾病。改革开放40多年来，中国积极推广婚前医学检查，提供全方位孕期保健服务，全面推广普及住院分娩，积极推进产后保健服务，加强孕产妇系统管理，逐步建立起系统规范的孕产妇管理制度和服务模式，有效保障了孕产妇健康。从2000年起，相继实施降低孕产妇死亡率和消除新生儿破伤风，农村孕产妇住院分娩补助，预防艾滋病、梅毒、乙肝母婴传播，农村妇女"两癌"检查，免费孕前优生健康检查等妇幼重大公共卫生服务项目。2009年起，实施国家基本公共卫服务项目，人均补助经费由最初的15元提高到2018年的55元，免费提供包括孕产妇健康管理在内的14类基本公共卫生服务。2018年，全国孕产妇住院分娩率为99.9%。截至2018年底，农村妇女"两癌"检查项目为超过8500万名妇女免费提供宫颈癌检查，为2000万名妇女免费提供乳腺癌检查，仅妇联系统救助贫困患病妇女就达10.22万人。

2019年，国家卫生健康委员会等部门联合制定了《健康中国行动——癌症防治实施方案（2019—2022年）》，提出"加快推进癌症早期筛查和早期诊治，到2022年，高发地区重点癌症早诊率达55%以上，农村适龄妇女'两癌'筛查县区覆盖率达80%以上""促进相关疫苗接种，加强人乳头瘤病毒疫苗（HPV疫苗）接种的科学宣传"等。2020年，世界卫生组织提出了《加速消除宫颈癌全球战略》，中国政府全力支持。

4. 妇女生殖保健服务不断加强。在前述法律法规等政策的保障下，实施生殖健康项目，不断提高妇女生殖健康水平。20世纪90年代，积极开展以人为本的计划生育优质服务，推进避孕方法知情选择，尊重和保护妇女生殖健康权益。党的十八大以来，中国调整完善生育政策，强化计划生育优质服务。《"十三五"卫生与健康规划》，对加强妇幼卫生保健和生育服务进行规划。实施免费计划生育技术服务基本项目，普及避孕节育、优生优育和生殖健康知识，提高药具服务的可及性和便捷性，做好再生育技术指导服务，提高生殖健康水平。根据《母婴安全行动计划》《人工流产后避孕服务规范》，开展妊娠风险防范、危急重症救治、质量安全提升、专科能力建设、便民优质服务五大行动，特别是为农村计划怀孕夫妇免费提供健康教育、健康检查等孕前优生服务。开展流动人口计划生育基本公共服务均等化试点，为流动妇女提供孕产妇保健服务。

党领导下的这些重大战略举措，显著改善了我国妇女的健康状况。妇女平均预期寿命从1949年新中国成立时的36.7岁提升至2015年的79.4岁，妇女健康水平持续提高。孕产妇死亡率也在持续降低，提前实现了联合国千年发展目标。通过积极推广普及住院分娩，提供全方位的围产期保健服务，加强孕产妇的系统管理，母婴安全得到了有效的保障，孕产妇死亡率由新中国成立前的1500/10万下降至2018年的18.3/10万，比1990年的88.8/10万下降了79.4%；2020年，全国孕产妇死亡率已降至16.9/10万，远低于全球53/10万的中位数水平。而且城乡和地区之间的差距也在不断缩小，城市与农村孕产妇死亡率之比从1990年的1:2.2下降到2018年的1:1.3。一些威胁妇女健康的常见病、多发病得到了有效的防治。

综上所述，中国共产党自诞生之日起，就把实现妇女解放和发展、实现男女平等写在了奋斗的旗帜上，在不同历史时期，党以审时度势、顺应时代的时局观，掌舵一系列卫生政策的制定，推动妇幼保健事业的发展，全方位保护妇女和儿童的权益和健康。

（庆祝中国共产党建党100周年的特约专论，2021年7月
庆祝中国共产党成立100周年专论。）

手术两百年，两百年何止手术

大型科学文献纪录片《手术两百年》于2019年热播。众人为之震撼、惊叹！作为医生，尤其外科医生更为之振奋、激越！

几次看过，难以平静，我甚至都是正襟危坐，目不暇顾——有对生命与人体的无限敬畏，有对医学与发展的深长思度，有对先哲与大师的顶礼膜拜……

外科手术200年，可不止于200年；外科手术200年，可不止于外科。

医圣希波克拉底早已有言：药治不好的，要用铁；铁治不好的，要用火。这铁，便是外科；这火，便是能量。现如今，我们都用上了。

20世纪80年代，我在国外的图书馆里看过一本《外科的历史》，那书的封面竟然是"关公刮骨疗毒"——正在专心对弈的关公，庄严神圣。枣红的脸膛，美髯如仙。舒展开右臂，任郎中处置。同样的图画，我在2016年伦敦大英博物馆外的书店里又一次看到，那是英文版《孙子兵法》的封面，书里讲的却是外科学，题签乃是：高屋建瓴的外科哲学，现代观念的实践策略。

因此，当我们在回顾外科发展史时，我们思忖的不仅是医学的发展与医生的塑造；还有中国和世界的历史、文化与哲学；当然，还有我们的今天与明天。

诚如《手术两百年》给我们演绎的，外科发展的基石是解剖（身体结构）、麻醉（镇痛）、消毒（抗感染）和止血（或输血）。从盖伦、维萨理、哈维讲起，解剖伊始甚至有悖伦理，包括最初输血的念头一样荒唐可笑，传说中的麻醉也曾是一场闹剧。而揭示产褥感染的塞麦尔维斯却遭到当时世人嘲笑和反对，20世纪60年代我作为医学生，看过记述他的电影《革命医生》，那时还未曾想做妇产科医生。只是在前几年，我到美丽的布达佩斯时，则必须去瞻仰这位伟大先驱的雕像。

可以看出，医学，包括外科学的每一个发展，每一步前进，都是坎坷艰辛的，不仅是医生的劳苦，甚至有病人的鲜血和生命。医学的初始和洪荒时代是这样，传统与发展时代是这样，现在与未来时代也是这样。

1949年的诺贝尔医学生理学奖获得者莫尼兹（Egas Moniz，1874—1955，葡萄牙）提出施行前额叶脑白质切除术治疗狂躁性精神病。1942—1952年，美国有几万名患者在接受这一手术后出现了严重并发症，只好叫停该手术。

医学是有悲剧的，盖出于医学认识的局限性和医学实践的风险性。正像我们每年都要面对一种新型的病毒，从2003年的SARS到新冠病毒。我们甚至不能不说，疾病不可能被人类全部征服，它们总是伺机反扑，或者提升水平，把人类推入陷阱。医学真相，或者真理不过是我们关于什么是真的共识，而我们关于什么是真的共识不过是一种社会和历史状态，而并非科学和客观的准确性。

作为医生，我们当然要寻求疾病诊断与治疗的方法，延年益寿。但更应关注的是终极关怀（不是临终关怀），即生老病死、苦痛悦欲，应有哲学的理解、科学的诠释、人性的尊重。治疗并不总意味着完全治愈某种疾病，常常是关爱、体恤与慰藉。医生、病人，甚至公众、社会大概都应该如此理解和对待。

进入新世纪，医学和外科学有了很大的变化：越来越多的手术途径和方式方法，除了各种开放手术（开胸、开腹、开颅）之外，内镜技术几乎成为各学科的基本手术；越来越大的手术范围，根治、超根治、廓清术；越来越高级的器械和材料；越来越复杂的能量应用，光、电、波、水、高能超声聚焦；越来越简单的人，人使用机器，人依靠机器来思想和行动。先进的科学技术与现代医学相结合，电子信息、数字智能、光导工艺及能量传导相结合。是发展、是好事；却也未必都是正途，全是好事。也许，它模糊了疾病的图景，迷失了诊疗的路线，特别是摒弃了医学的本源。会出现，或者已经出现了"新的技术官僚主义""技术异化"或"畸化"。那些现代技术的发展，可能是未来的科学，但不一定是未来的医学和外科学。机器人操纵一切，谁来操纵机器人？更可怕的是人如若像机器一样思想！

于是，本序言最后要提示的问题，就是公众或医界如何看待外科和外科医生。

看过《手术两百年》后，我写道：作为手艺、艺术和科学的外科学，讲究的是灵活的手，依靠的是会思考的脑。外科是神圣的，外科医生有特权进人体，只有敬畏与爱护！不可有任何器械和技术的炫耀。

必须遵循孔夫子的训道：君子不器。

君子不是器，君子有良知、道德、修养、理想，要善于用器而不为器。器不是君子，器只限定于工具、技术和专业，它缺乏良知和判断。君子用器而非器也，更不能做器械和技术的奴隶！诚如法国著名医生D. Dangent所说：外科医生的职责并不是创造吉尼斯纪录，而是让他们的患者相信他们自己，并为患者提供最适宜的治疗手段。

所以，外科医生除了专业知识、技术的学习和实践经验的积累之外，还应该有良好、健全的自我修养，包括哲学理念、人文思想和美学观念等。

我写过一本《外科解剖刀就是剑》，如是说，外科医生就要把自己的生命精华都调动起来，倾力锻造，像干将莫邪那样，把自己炼铸进这把剑里去。

纵然"十年磨一剑，百岁难成仙"。

我们矢志不移，满怀壮心去迎接外科的未来世纪！

[本文摘自大型科学文献纪录片（CCTV）《手术两百年》序言。]

医学的认识与实践

医学的认识与实践的历史很久远，有几千年。从中国医学、古希腊医学开始，在洪荒时代，它只是人类在和自然斗争中的一种互助和友善表达；直到文明社会，才作为一种职业行为。医学肇始，甚至可以说是源于巫术。在当时，宗教的介入在情理之中，因为我们对医学的认识很不够，我们顶礼膜拜于自然，乞怜听命于神灵。

一、医学的认识

在《手术两百年》的长篇科学纪录片里，我们可以看到，甚至在二三百年以前，我们对人体和疾病的认识依然不够。从维萨里的解剖到哈维的血液循环，还有麻醉、消毒和输血等，才有了外科和医学的长足进步。

英国哲学家培根说："我以为，我们对世间事物的认识最重要的、最缺憾的还是对我们人体自身的认识。"作为医生，我们认同这句话。我们对人体的认识，对疾病的认识还远远不够。

近些年，尤其近二三十年，医学有了很大的发展，特别是基础医学的研究，包括分子生物学、遗传学，有了基因组学、蛋白组学、多组学等，似乎对人体组织、器官与功能，对疾病发生、发展与治疗有了很多新的提高。甚至上升到大数据、上升到智能医学。

我以为这些还只是认识，不代表实践，也不代表临床应用。况且，我们讲的是人的医学，还应包括对人的思想意识、人的精神心理，以及人和自然与周遭的关系，这些都对疾病的发生发展起重要作用，而我们对此了解得还不够！

作为医生，作为医学工作者，或者作为医学专家，我们大概都应该有一个起码的自省和自诫，那就是我们认识得可能不够，认识得可能有局限，认识得可能有片面，甚至认识得可能有错误。这种例子在医学史上屡见不鲜，一个著名的例子就是葡萄牙学者莫尼兹，他是1949年诺贝尔医学生理学奖获得者，他提出切除脑白质治疗躁狂性精神病。但是，在万余人经历这种手术之后，出现了严重并发症，不得不把该手术叫停。这是一个诺贝尔奖的获得者呀，在当时该手术一度被认为是一个伟大的发现和发明！

所以，正像美国哲学家罗蒂所说："所谓真理，只是在一定的历史条件下，人们所达成的一个共识，并不意味着客观的准确性。"

二、医学的实践

这里还有一个重要的哲学概念，就是实践论。理论和实践是有差距的，个体之间是有差异的。由此形成医学的复杂性和不确定性，所以伟大的医学家、医学教育家威廉·奥斯勒说："医学是一个不确定的科学和可能性的艺术。"

因此，从认识到实践，或者从实践到认识，表明了医学认识的复杂性和艰巨性。诚如我们提倡的"转化医学"，即从临床到实验室，从实验室到临床，临床试验相结合；亦即从实践到理论，从理论到实践，理论与实践相统一。这就是我们医学的认识论和实践论。在此基础上，有两个重要的正确对待：一是从医者或者上升为专家；一是广大的公众或者社会，都应该正确认识和对待医学、医疗及医生。

医生说话要留有余地，无论是临床医学家还是基础医学家，因为我们可能不一定正确，还真的不一定那么正确。即使是很漂亮的、很满意的实验结果，到临床有用、有效，依然有个过程。不要轻言成功，草率下结论。作为公众，也要客观、冷静地对待专家们的意见，也不要轻信。因此，在一个医疗过程或医疗卫生事件中，有各种各样的议论、有不同的意见和争论，是正常的，甚至是必要的。

另一个值得提出的是，既然认识有局限，实践有偏颇，医生应当小心谨慎，公众亦应理解宽容。正如我们常说的：我们不能保证把每一个病（人）都治好，但我们保证好好治疗每一个病（人）！

三、保持眷顾，保持敬畏

医学是一个复杂的认识与实践体系，所有的诊断与治疗都是作用于一个活的人，或者活的机体的一种科学。它是自然科学，又是社会科学，也是人文科学；它是技术、艺术，更是哲学。

我们要敬畏自然、敬畏医学、敬畏病人，还应该敬畏医生。

敬畏自然、敬畏医学、敬畏病人或敬畏医生，就是要尊重客观规律，小心求证，不要以为我们都认识了，或者我们都认识对了，我们要不断修正自己的认识，改正自己的错误。

医学大师张孝骞告诫我们，要如临深渊、如履薄冰，要慎、戒、恐、惧。明确地警示我们要恐惧。医学不能够达到完全无误，不能够达到100%的诊断正确，100%的治愈圆满。那是一种理想，那是一种目标。

所以，我们要坚持实践，积累经验，接受教训，不断提高。逐渐认识事物的真相，医学才能发展。其实，这是一个最普通的，但是也是最重要的哲学观念。而医学和哲学又是密切相关的，大家都知道一句话就是，哲学始源于医学，医学归隐于哲学。

因此，我们在各种情况下，无论是在日常的医疗活动中，还是重要的公共卫生事件里，都要保持这种冷静思考的哲学意味。这样我们的医学才会得到更好的发展，我们的人民与社会健康才会得到更多的保证。

行医是一种以科学为基础的艺术，它是一种专业而非一种交易；它是一种使命，而非一种行当。它是一种社会责任，一种人类善良和友爱情感的表达。临床工作的三条基线：心地善良，心路清晰，心灵平静。我们要保持对医学人文的眷顾，营建医学活动的理性境界，完美天使的形象，赎救仁爱的诺亚方舟。

（本文发表于《中国实用妇科与产科杂志》，2020年7期。）

除了技术和规章，还有诗与远方

我的《一个医生的随笔录》出版了。

这是几年来我的业余所思所想、所作所文。像是一个敲钟的老人或者灯塔的守望者，每天如此，从不间断，未敢懈怠。

"随笔"，大到写乾坤自然，小到写生活琐事，把见闻感悟与读书思考、实践学问与心忆情愫表达出来。可以深思熟虑，也可信马由缰，总是情之所至，笔则随之。

医生工作繁忙紧张，文学要得闲情逸致，我得把两者兼顾起来；医学理性冷静，文学感性浪漫，我得把两者结合起来。其实，医学与文学是比翼双飞的大鸟。除了技术与规章，还有诗和远方！

这些短句和手书，或清风而过，或略带机锋；或温婉嘱告，或心灵坦白。

但愿此景同享，此情共鸣。

（本文摘自郎景和著作的《一个医生的随笔录》序言，
该书于2020年出版。）

美学中有医学，医学中有美学

美学是研究人与世界审美关系的一门学科，即美学研究的对象是审美活动。审美活动是人的一种以意象世界为对象的人生体验活动，是人类的一种精神文化活动。

中国道学家称"天地有大，美而不言"。《美学原理》则告诉我们，美在审美关系当中才能存在，它既离不开审美主体，又有赖于审美客体。可以认为，人是审美活动的主体。美是精神、美是身体、美是生活（车尔尼雪夫斯基）、美就是人！

一、医学与美学同源

医学作为研究人的身体、精神、心理以及人与自然关系的科学，医生作为研究生老病死、健康与疾病，保护身体、保护精神、保护功能、保护人与自然和谐的职业，都一定和审美、跟美学密切相关，都一定会在美学或艺术中有所体现。我们相信生命的最初音符是真、善、美，我们应该保护其并与之合拍。我想这是一个美学家和一个医学家所共同期望、共同为之努力的事业。

就审美的本质和规律而言，美的形象性、感染性，甚至功利性和社会性；或者是崇高的、优美的，或者是悲剧的、滑稽的；或者是社会的、自然的、艺术的、科技的等，都会在医学中得到体现。

无论怎样，正如中世纪圣奥古斯丁所说："美是上帝无上的荣耀与光辉！"

我们可以说，医学和美学密切相关，或者医美是同源的。从医学家维萨里的解剖，到艺术大师达芬奇的解剖；从美对婚嫁、生育的影响，到现代的健康与美学或者健美的形成与意义。甚至中药的芳香与颜值："扈江离与辟芷兮，纫秋兰以为佩"（屈原《离骚》）。医美的结合多么优美！

从中国的环肥燕瘦，到非洲的面部纹饰；从古代缠足到现代高跟鞋。不同的主体客体，不同的历史时期，不同的地域民族，有着不同的审美认同，不同的审美考量。

2019年，由中国协和医科大学出版社出版的《艺术中的医学》是很有意思的一本书，把艺术中的医学体现出来。我想，还应该有另一本书，就是《医学中的艺术》。

诚然，不同时代有彼此相距甚远的哲学家、作家、艺术家和科学家，有不断发展（或变化）的、纷繁多样的美的观念。我们只能尝其一脔，而未必知其鼎味，却在学习医学和美学中，时常交会，并非邂逅。

二、医学美的要素，医生美的观念

医学美学即运用美学原理来研究和探讨医学领域中的美及审美的规律的学科，也是维护、增进和提升人的生命活力之美的学科。该学科期望人类在确保身心健康的基础上，实现"健"与"美"的和谐统一，期待实现人与自然、人与社会、人与人和谐的崇高审美目标。基本内容包括医学美学基本原理、医学美学应用技能、医学艺术美学、医学职业审美教育和修养、医学审美评价等。其学科理论可用于临床医学、预防医学、康复医学和美容医学等应用医学领域的美学指导。

医学美的基本形态可分为五类：

1．医学人体美。

2．医学科学技术美，含医学科学美、医学技术美、医学理论美和医疗效果美等亚形态。

3．医学职业美，含医学行为美、医疗语言美和医学关系美等亚形态。

4．医学环境美。

5．医学艺术美。

医学美容，是以人体审美理论为指导，采用各种医学手段来直接维护、修饰和重塑人体美，进而提高人的生活质量，增强人体各系统的活力美感，以追求人的身心年轻化或"理想化"为目标的"时髦"或应用技术。其对象是以追求美为目的的就医人群，称"美容就医者"。其学科任务是帮助"美容就医者"维护、修饰和重塑容貌美和形体美。这是它不同于临床医学、预防医学和康复医学等医学学科的本质特征。它的滥用和"畸化"值得关注，"治畸成畸，治丑成丑"已屡见不鲜。

作为真善美的践行者，医生必须有审美意识、审美观念和审美行为。善与美相连，德与美相关，乐与美相通。"这是你们在世间知晓的全部，也是你们需要知晓的全部。"（英国诗人济慈）

三、医生的美学训练和修养

美学训练和修养包括美学观念和品格，审美意识和能力。医生的美学训练和修养应该是职业性的、实践性的、自觉性的与长期性的。正如俄国文学巨匠契诃夫，他也是终身职业医生的作家、剧作家，他说，"人的一切都应该是美的，面貌、衣裳、心灵、思想"。

一个医生从第一次接待看病人，到诊断、治疗全过程，到持续的追随病人，都要体现关爱、体现负责、体现审美。

对于医生，还应该有一个特殊的、必须的要求，就是要掌握医学美术

（"美，美也；术，术也；美术乃美之技术也。"这是我读中学时，美术老师第一堂课的第一句话），包括绘画、书写，各种医事处理，当然也包括整个医疗过程和实践行为。所以，我有一门专门的课，就叫医生的绘画训练，讲的就是妇产科的解剖与绘图。

恰恰这是一个从医学院教学到毕业后教育所缺憾的，还不够引起重视的一个技能和训练。我主张，白天，我们看病开刀，要清清楚楚地解剖、明明白白地手术；课余或晚上，我们写写画画，要勤勤恳恳地工作、开开心心地生活。

四、医生的绘画与美术

医生应该能以绘图表达自己的检查和发现，绘图应该是医生，特别是外科医生的基本功。绘图能准确明了地表示病变和手术状态，表达解剖概念和描述精确技术，这也是逻辑思维与形象思维的交互训练。

外科医生实际上是在活的机体上完成艺术作品，当然也应该能够把它表达在纸上。

值得提出的是著名的医学绘画家奈特博士，他是学美术的，后来又取得了医学博士学位，致力于医学绘画，他一生画了两万余幅医学插图、解剖及手术图谱。他的名言是，"阐明主体是绘画的根本目的和最高标准，作为医学艺术作品，不管绘制多么美好、多么技巧，如果不能阐明其医学观点，就将失去价值。"作为医生，我们不太可能把我们的医学绘画都变成艺术品，但可以把它当成跟医学的其他表达一样，去阐明主体。

在学习和训练绘画过程中，我们可以欣赏一些艺术家们的作品，特别是关注线条图的表达，像毕加索、马蒂斯、卡夫卡以及中国的常玉、林风眠等。

医学是一门科学、一门技术、一门艺术，应该把这三者结合起来，用我们的一生探索医学的美学真谛。对于身体和医疗的美学诗意，我们同样用一生的医疗和手术来书写和描绘，以此表达我们对医学、对美学的敬意与喜悦，也是与自己相处的最真实的感染和仪式。

（本文摘自为《唯美》杂志创刊号写的"医学美学杂谈"，

发表于2020年。）

临终关怀与舒缓医学

这本书的名字叫《可喜可贺的临终》。如何面临终了，这是一个多么沉重的话题！——不仅是对一个人，而是对每个人。

生命从开始到消亡，即生和死，是寻常的，又是神秘的；是宗教的，也是科学的、生物学的；是悲哀的，也可以是欢乐的……是一个生命的必然经历的过程和两个端点。人本身就是自然中的一物，大概终归要回归于天地，抵抗这种力量终是枉然。

自然灾害、瘟疫、战争、意外事件等可以在骤然间或短时间里造成千百万人伤亡、生灵涂炭；通常的死亡是老化，或者各种疾病造成的残害、痛殇与死亡。

人口的老化是一个必然的趋势。中国已经进入了一个老龄化社会，我国大于60岁的老人已经占18.7%（国际标准是10%），大于65岁的老人占13,5%（国际标准是7%）。另一个影响人健康与寿命的是疾病，主要是心脑血管疾病和癌症。癌症已经是对人健康和生命构成了重要威胁，每年我国死于癌症的病人达300万人。

但是，即便无病无灾，终了终归到来。因此，我们如何面对它？这是对病人、对公众、对社会、对医者，都值得思考的问题，一个不可回避的现实；如何正确地对待又非常重要！

这要涉及和引出一个重要的理念、思考、学问和行动，就是临终关怀和终极关怀。特别是临终关怀（Terminal Care），后来形成的一个医学门类，就叫舒缓医学（Palliative Medicine），曾经叫过姑息医学。这些名词会有一些区别，但有密切关系。临终关怀基本上是一种服务和照顾，而舒缓医学还有医疗和处置。都会达到一个共同的目标，就是善始善终，就像泰戈尔的美妙诗句：生如夏花之绚烂，死如秋叶之静美。

本书以46个在家临终的故事，表达一种安宁善终的选择。这些故事感人，这些文字是感人的故事、是动人的期望、是推心的忠告。它表达了一个非常重要的哲学思想，就是天地神圣，生命至上；道法如天，天道自然。它告诉我们，一个人的生活态度决定了他的生活质量，包括生与死。一个人的死不是死者的不幸，也不应该是生者的不幸；一个人的死，不是死者在笑，周围人在哭。

那么，对于公众、对于社会、对于病人或者对于死者、亲人，或者医生和医疗，都不应该是噩梦。我们那么重视和尊崇一个垂危之人、一个将死之人，他们的一句话、一封信、一点要求和愿望，都应视为是善言。我们有这样一个共同认识，就是真正的、友好的临终关怀。

1984年我在挪威奥斯陆挪威镭锭（肿瘤）医院做访问学者，管过一个小女孩儿，她只有七岁，得的是恶性卵巢生殖细胞肿瘤，很晚期。小女孩儿居然也知道自己的病情，在我和她一次谈话中，她说的话让我非常的震撼。她说：大夫，我并不怕死，我只是害怕我死后有两件事儿，让我担忧。第一，我死了以后，我的妈妈会非常悲痛，非常悲痛，怎么办呢？第二，我死了以后，我的小妹妹只有三岁，谁陪她玩儿呢？谁哄她玩儿呢？我很放心不下。这就是一个死者临终前的想法，让人唏嘘不已。

诚如前述，本书提出了一个非常重要的命题，就是关于临终关怀的认识和对待。这是社会问题、民生问题，也是医疗问题。

死得自然，死得安详，无痛无苦，这是人们的共同愿望和社会需求。作为国家和社会层面，我们已经有了各种养老康复的机构和设施；作为家庭，我们有伦理、道德、法律、保险等，都是对老弱人、对伤残者的关爱顾眷和善举善动。

关于安乐死，问题颇为复杂，涉及谁来选择、如何选择；谁来执行、如何执行；以及复杂的伦理道德问题，可能会有另外的研究与讨论。

我们在这里要讨论的另一个重要问题是医疗，怎么对待晚期肿瘤病人、临危病人与其他老人的医疗认识和医疗对待。医学或者医疗，其愿望与目标；医学或者医疗，其研究与实践，其结果都应该是一致的，都应该是符合个人、家庭、社会、国家的企冀和需求。医学的指导思想应该以人文哲学为基础，所谓哲学始源于医学，医学归隐于哲学。医学打破了生死的自然规律，可能导致人类抗拒必然的死亡。问题在于真正理解生命的意义或者死亡的意义，避免无意义的甚至善意的扰乱。

关于舒缓医学的书并不多啊，能给大众看的更少，本书可谓雪中送炭，值得称道。2020年新出的一本美国的《辞世之路》（*The good death*），也值得我们参考。

希望这本书能够提高公众对于临终关怀的认识，推动舒缓医学的发展。谢谢原著者和译者们！

（本文摘自宁晓红审阅的《可喜可贺的临终》序言，

该书出版于2020年3月。）

我做科主任

我做过这个题目的讲演，撰写和发表这篇文章的本意并非仅仅为科主任，或者如何做科主任，而是如何进行团队建设和科学发展。

我做北京协和医院妇产科主任23年，一些经验仅供同道参考、批评。

科主任要践行院训，北京协和医院的院训是"严谨、求精、勤奋、奉献"。它高度概括和集中体现了医学的科学性与人文性：严谨、求精，是科学精神、科学作风；勤奋、奉献，是人文精神、人文作风。

我们妇产科的发展依托于两大优势：北京协和医院的综合优势和妇产科本身的综合优势，这种综合优势是学科建设的基础。以林巧稚大夫为代表的前辈与先生们为其发展指明了方向，开辟了道路。

科主任的基本责任和功能是：行政管理、学术引领、人才培养、队伍建设。

我对做科主任的理解和做法是：三个职能、三个理念、三个关系、三项医学人文观念、三项团队建设与科室发展，以及三项科主任应该自省和知道的问题。

一、三种职能

三种职能包括：协调管理、解决问题和承担责任。

1. 协调管理即协调关系、处理事务。应该做到尊重同仁、团结共事；宽厚公正，和谐愉快。一碗水要端平，切忌亲疏不一。一科之长并"不做大家的家长，而是做大家的朋友"。要"以戒为师"，制定规矩，秉公照章办事。

2．解决问题。要解决好医疗、教学、科研诸多问题，有宏观发展，有微观处理；事无巨细，纵观全局。切忌敷衍推诿，疲惫松懈；可以举重若轻，却不可捡轻怕重。

3．承担责任。我们会面临机遇，总有挑战；会有荣誉，必存缺陷；成绩归集体，问题找自己；坦途为别人，风险留自己。

同事们找你解决的问题，有些是疑难的，有些更主要是去承担责任。产后子宫出血，要不要切子宫？缝针断了怎么办？腹腔镜器械零件掉了，找不到？作为科主任必须到场，去解决问题，去承担责任——我的信念和第一句话是"必须找到！"。

二、三个理念

1．垂拱而治，诚信宽厚。此乃唐朝重臣魏征上疏的话：文武并重，垂拱而治。既有严格的制度，又以仁爱宽厚为怀（切忌随意政策，切忌偏听偏信），调动积极性，发挥自律性，增强凝聚性。

2．"400米跑道"，多竞赛、少碰撞。各级医师方向明确，道路清晰。年轻医师完成好轮转，打好基础；完成主治医师后商谈发展方向（"三合一"——个人志愿、专业组意见、科室决定），拟定专业发展，明确前进目标。进一步创造条件（进修、出国、下基层、培训、职称、职位等）继续指导进步。

3．大树、小树和森林。没有大树不行，"谁知道这是哪儿？"树大了会遮挡阳光雨露，枝叶过于密需要剪枝，才有利于小树成长。小树都长起来，都成材了，就形成了一片森林，就不可撼动，可以经风雨见世面了。

三、三个关系

科主任要处理好三个关系：

1. 老、中、青。对老者，要尊重、要搀扶；对后生，要爱护、要提携；对同龄，要关怀、要牵手。团结老中青，组成坚强方队。

要特别重视青年医师的关怀培养，我专门写过一本小册子《翅膀坚强，高飞远翔》，谈到青年成长的6个问题。强调医疗是主体，教学和科研是翅膀，只有主体坚实，翅膀坚强，才能高飞远翔。

青年医生还要注意到6个关系的处理，即：理论与实践，基础与临床，学科与亚专业，读书写作与工作，继承、发扬与变革、创新以及医学模式与医患关系。

2. 通天理，近人情，达国法。这是做医生、成医事、建团队的哲理信条。天理，就是疾病发生、发展的机制，是医疗技术的根本，要以此理为依据；人情，不是讲一般的人情，而是重视同事和病人的思想、感情、意愿、要求以及家庭社会背景，以人为本，处理好人际关系，包括医患关系；国法，从医疗共识、指南、规范到相应政策、法规、制度和组织，是处事之法则，行为之维度。

3. 医院、科室、个人。每个医院科室都是共同的家。我也常说：协和是母亲、协和是旗帜、协和是光环。是源泉、是力量、是荣耀——到协和工作是幸运的，在林大夫身边和她营建的妇产科工作更是幸运的。其他医院和科室也是一样，我们是儿女，"子不嫌母丑"，都是我们的"草原"，都是我们的"山河"。且爱且珍惜，且保护且发展！

四、三项医学人文观念

医学人文是医学之源、医疗之本、医生之魂。医学人文理念的树立、培养和坚持，才能塑造、成就和提升医学精神、医学智慧和医学能力。

1. **职业精神**——关爱、仁爱、怜爱（这个词儿并不错），"医生给病人的第一张处方是关爱"。我们不能只见病，不见人，我们所有职业活动，诊断和处理都是在一位活的人体上施行的，"人民至上，生命至上"！

医疗是服务（整个社会都不是相互服务吗？我为人人，人人为我。）的观念是友爱、是互助、是责任。

2. 职业智慧——科学求真、艺术求美、医学求善，医学又要把科学和艺术结合起来，成为真善美的职业。统领真善美的思想维系是哲学，而哲学始源于医学，医学归隐于哲学。医生必须哲学的、辩证的、整体的、发展的看待身体，认识疾病，实施诊治。

医生也应该是一视同仁、真诚不二的。避免技术傲慢、避免金钱傲慢、避免权势傲慢。

3. 职业能力——医生当然是以医疗技术实施救死扶伤、治病救人之使命的，技术能力当然是重要的。但医疗技术或者医疗仪器设备只是工具、手段，"君子不器"，君子用器而非器也。即使一个完美的手术，技巧也只占25%，75%乃需决策。此外，医生的言谈举止、态度作风；宣传普及、作文绘图；关爱交流、待人接物等的一启齿、一举手、一投足，都表达了一个人，代表了一个人。医生的培养和成长是全方位的，长时间的。

科主任还要善于抓关键、抓细节、抓安全。妇产科的关键和要害之地是急诊室、手术室、产房。这三处来的电话或呼叫，我无论何时何地都不敢怠慢，必须立即响应。医疗多风险，妇产科更是风云变幻。科主任与全体同仁都要以安全为上，平安是福！

五、三项团队建设与科室发展问题

（一）8个要素——一个学科、一个学派的形成、建设和发展，或者创新和超越，要有8个基本要求：OVERSTEP

Object　　　　　　丰富的对象和广阔的空间

Value	学术价值、人文价值，社会效益
Experience	经验和实践
Recept	被认可与接受
System	形成体系和制度
Team	良好的团队
Effect	富于成果，注重效益
People	有利于人民健康的生活、生存与发展

（二）团队"金字塔"的形成和支持

一个团队要有一个追求和宗旨，形成科室文化，以哲学思想和人文理念为内涵，以实践信仰与使命为目标。应该是温暖的、可亲可爱的大家庭；又是相互尊重、信任、和谐、沟通的团队。如是，就一定可以达到光辉的顶点。

为此，我们形成并长期坚持了"月报会"与各种学习制度，如纪念林巧稚诞辰青年论文讲演、"三生三讲"（年轻医生、研究生、进修生，讲临床、讲基础、讲研究）以及独家主办的《华润会议》（林巧稚妇产科学论坛）和已成品牌会议的"宋鸿钊滋养细胞肿瘤论坛""葛秦生生殖内分泌学术论坛"等。这些学习班、训练班、讲座、学术会议等活动，也调动了全国同事们的热忱和积极性，推动学科发展，增强齐心协力的集体观念。

（三）团结、紧张、严肃、活泼的集体主义精神和团队氛围

面对各种下基层、扶贫活动，巡回医疗，应急事件，团队都能召之即来，来之能战，战之能胜。积极参加、开展文体活动，增强感情，凝聚力量。如每年举行的全院文娱会演、体育比赛，《我爱我家》书画摄影展。宋鸿钊大夫参加了"妇产科男声小合唱"，他还扮演过孕妇及唐装秀。

六、三项常自省、找差距，居安思危、居危思危措施

（一）科主任必须头脑冷静，经常自我检查，不能妄自菲薄，也不能盲目自满。人贵有自知之明，科贵在持续发展

（二）作风、态度与集体、同仁是作用与反作用

过于激烈，容易伤人；过于宽容，容易放纵。要严宽有度、刚柔并济；还要因人而异、因事有别。既注重细节，又留有余地，不能过于刻板；既讲究效率、重视产出，又善于分析，总结经验。取长补短、助优免劣。有时要就事论事，有时要责任到人。

（三）居安思危与居危思危

条件好，基础强的单位需居安思危；条件差，基础弱的单位要居危思危。大家都在努力向前，你追我赶，不可松懈。科技发展，时代进步，不进则退。医学是不断革命的科学，医生是终生学习的职业，科学要保持强力和维度，才有方向和力量。

总之，作为科室带头人，要与全体成员同道，有共同的目标和使命，就是：生命至上，人民第一；临床教研，实践第一；创新发展，人文第一。

在完成此文时，我们念念不忘先哲大师，2021年是林巧稚大夫诞辰120周年，我们永远纪念林大夫、永远学习林大夫。她被誉为"世纪智者"，我们和许许多多被她救治、被她教育、被她感动的人们一样，永远谨记她留给我们的珍贵礼物：对知识和技术的渴望，对真理的追求和理解，对人的善良、同情和关爱，以及用毕生力量改善人与社会健康的智慧！

（本文发表于《中华妇产科杂志》2021年3期。）

忆江公

江森教授离开我们十年了！

时光倏匆，江公音容笑貌就在眼前；往事如烟，宛若昨日。

江公是妇产科学界大师、泰斗，是我们的良师益友。我们有忘年之交、亲密之情。

2010年9月，正值江公九十大寿之际，我曾写下如下短句，以致敬仰。

泰山之麓，大明湖畔。

斗牛之气，师表非凡。

江河之长，风起源远；

森林之原，范典宵汉。

泰斗江森，大师风范。江公是应该有个熠熠闪闪、厚厚重重的功劳簿的。我在这里，更愿意讲点小故事，觉得真真实实、亲亲切切。

一、剖宫产术

剖宫产手术及其名称都是舶来品——Cesarean Section，无论叫"剖腹产"或者"剖宫产"，我们从经典的原著中都找不到是"剖腹"还是"剖宫"的概念。在Cesarean（凯撒）一词之后，可以加"birth""Delivery"或者"Operation"。显然，肇始于国人翻译或命名，剖宫产就沿袭叫下来了；显然，是剖宫而生，并非仅仅剖腹手术。

江公睿智慧眼，率先指出"剖腹产"称谓之不确，应为"剖宫产"，明确、准确！当时中华医学会有个"科学名词专业委员会"，江公就是主要成员，该意见得到公认、得以公布，江公之功也！

江公学识渊博、涉列广泛，古今皆通、中西合璧。对历史文化更独擅其长，所以，他来"咬文嚼字"是再合适不过了，他曾几次指出"妇产科杂志"的概念就错了，不是"妇产科"的杂志，而是"妇产科学"的杂志。

江公还真善于讲"剖宫产"。那年，在南京钟山宾馆开学术会议，江公的题目就是"剖宫产的历史和现状"。江公洋洋洒洒，侃侃而谈，早已超时，主持人张惜荫教授击杯以示提醒，江公自喃自语："噢，嫌我声音小，那我大点声。"又我行我素地讲下去。后来，他们把我这个会议主席叫去，问"该怎么办？"我听江公讲得真好，便说："请他讲下去，我讲课的时间都给他了。"

以后，学生们开始"控制"他了，什么薄膜、幻灯、PPT，他得跟上，嘴里会叨咕着"太快了！"也没有办法……

跟江公在一起工作很开心，长知识、有乐趣。

二、手术大师

江公是手术大师，老道稳健，无所不能；胆大心细，所向披靡。各种疑难复杂的手术，各种罕见创新的操作，都在江公胸前"趟过"，在江公手下"开路"。

更重要的，最难能可贵的是江公大师风范、菩萨心肠，有求必应、手到病除。

那次，我们在温州召开学术会议，医学院附属医院，有位宫颈癌的病人，要请江公手术。江公当然满口答应，欣然前往。

到了中年吃饭时辰，江公还没下台。病变晚期，手术困难。江公认真细微，务求切净，还在艰苦地进行着，我们只好等晚上慰劳江公。可是到了傍晚，江公仍在台上，在解决出血等麻烦问题。宋鸿钊大夫等都坐不住了，全部出动去医院，这"亲友团"可是够壮观了！在手术室，大家反复讨论，认为当下以填塞压迫止血，尽早结束手术为宜，以防弥散性血管内凝血（disseminated intravascular coagulation，DIC）发生。江公当然从善如流，也真是劳苦甚矣。我们都表示慰问、敬佩之意，江公却依然精神抖擞，毫无倦怠，竟然风趣地说：我怎么觉得手术刚刚开始，怎么就下来了……

直到晚年，江公依然坚持上台手术，直到关键步骤完成，江公依然坚持做完手术，得让北华教授等连哄带劝地请下台，才得罢休。

我们深知，向江公学习，作为好外科医生，就像一个战士，永远站在手术第一线。要有一种渴望、一片热忱，去解除患者的病痛，去解决同道们的问题。

因此，我们始终都感觉江公永远不老，江公永在！

三、江公吐哺

江公一生辛劳，教书育人，桃李天下。我与江公接触的第一个印象就是他是一位好老师：谦和而严谨，庄重而耐心，文雅而诙谐。使人愿意亲近、倾心聆教。

参加江公学生答辩是我等求之不得的荣幸。1988年，江公的硕士生郭丰、王冠华、胡国丽三位毕业，题目都很有趣，前卫而实用。我见过江公对论文的审批，密密麻麻，甚至有些潦草，那是江公的书写风格，我却可以看得懂。

后来江公的博士年年如"孵鸡破壳""窝窝而出"，跳跃飞腾，现今均已成专家名士，如汤春生、杨延林、宋磊、孔北华、王波、王沂峰、张贵宇、张师前……

蒙江公厚抬，我都能应邀参加他们的毕业论文答辩，收益颇多。及至，这些博士们的博士又一批一批的培养出来，我又被邀来评审。情景可是壮观了：江公那会儿每次也就一二位，二三位，而今可达十位，二十位 ——江公后继有人矣！

我想起，给林巧稚大夫八十华诞祝寿诗：

> 您悉心培养的学生，桃李满天下，
>
> 他们又有了学生，天下满桃李。
>
> 这正是您用毕生心血，
>
> 撰写的巨著鸿篇。

我也想起，曹操的《短歌行》：

> 山不厌高，海不厌深。
>
> 周公吐哺，天下归心。

我想，把它们献给江公，也非常适合。

四、学术推广

江公对妇产科学术推广的贡献是多方面的，不限于山东，也不限于学术会议，《现代妇产科进展》杂志的创刊和发展，就可圈可点。

20世纪80年代，我国妇产科学专业杂志尚少，特别是关于基础研究的论文和发展动态报道显得局促。在这种情势下，江公看到了问题的症结和解法，他决心创立、弥补这一缺憾的杂志。

他和北华教授，联合温州医学院的俞德祺教授到教育部、卫生部请命周旋，赤诚之至、辛苦之极，终于于1989年得批建刊。《现代妇产科进展》定位明确，重点发表研究成果和相关论文，内容广泛深入，已形成品牌，突出特点。在妇产科学界既是雪里送炭，又如锦上添花，受到研究生师生的青睐和广大妇产科医生的欢迎。后来成为国内核心期刊、省区优秀期刊，由双月刊变为月刊，发行量、被引率逐年上升，成为和"中华""实用"并驾互补的兄弟期刊。

江公自建刊始即任主编，辛苦恣睢、呕心沥血可想而知。直到仙去，"现代"成为他的遗志珍物，由北华教授接手前行。

在办《现代妇产科进展》中，有一条经验也值得借鉴。编辑部孙竹平主任调离后，北华教授开始调用优秀的妇产科大夫轮流到编辑部"挂职"工作，对文字写作、临床研究以及两者的沟通与协作等都是很好的锻炼，像马玉燕教授都是做得很好的多面手，连我都想去试一试。

《现代妇产科进展》是饱含江公等心血的，爱屋及乌，让人深怀情愫。

五、苏江二公

一直以来，我们都把苏应宽、江森二位教授尊称苏江二公，不只是山东，更是全国的。他们都学识渊博、医德高尚，他们都和蔼可亲、平易近人，他们都是谦谦君子，款款大家。

苏公广东南海人，康有为之同乡也；江公江西婺源人，胜地名人辈出。苏公比江公长5岁，让人钦佩的是，他们同行、同省市、同一所大学，却总是彼此感情诚笃，友爱和谐；相互尊重，不论伯仲。是楷模，是旗帜！令人高山仰止，景行行止。

其实，苏江二公性格差异很大：苏公谦和稳健，看去大智若愚；江公乖巧洒脱，言行时显波谲云诡。可两人在一起却融洽舒润，如天合地作一般。

他们一起掌控山东齐鲁妇产科航船，一起编撰优秀的妇产科学书籍，一起培养学生后辈，我们甚至分不清谁先谁后，孰长孰幼。苏公对江公谦让得多，江公对苏公恭敬得多……这在当下浮躁日盛、功利不让，物欲横流、人心不古之时，尤为难能可贵，当为神明。

我们向老一辈学习，除了他们的学识和技术，更有精神与品格。我们也油然想起林巧稚和王淑贞两位先人，"北林南王"，南北泰斗，但并无分庭抗礼，彼此对峙，而是友好友爱、相敬相亲。王大夫比林大夫长2岁，但林大夫在北京，社会地位高、各种活动多，王大夫总是甘当副手，心心相印。20世纪60年代，我们大学的妇产科学统编教材就是王淑贞主编，特注林巧稚评阅。而林大夫对王大夫及其领导的上海红房子医院一直给予很高的评价和关注。1981年，在苏州召开"文革"后第一次全国妇产科学术大会，王淑贞、严仁英主持，林大夫已在病中，未能亲往，郑重地写了贺信，并特意让我和宋大夫看望王淑贞大夫并转达她的致意和问候。

这便是大家、大师们的榜样。学术非江湖，学问无恩怨。科技队伍和谐团结、精诚一致，方可进步。大家不小气、小气非大家。我们向老师们要学习的太多。

六、童心未泯

我认识江公时，他已是60余岁，应算是老人，但给我的印象却孩童般可爱：走路有些跳跃着，说话不顿挫，思想更活泼，做事有时近乎天真。

他和吴葆桢大夫都酷爱武侠小说，两人定期交换。坐在一起，一支烟、一杯茶或一盅酒，侃侃而谈的是金庸。所以，江公的做派颇有义士之举、侠气之风，有时你会感觉他像是在仰天长啸、师心自用或捋须吟唱、纵横今古。我们有时可以形成一个小型"诗词会"，做个令、接个龙，十分有趣。

如若答不出，可是要罚酒的，江公此时可不逊让。

有次选举会，有些不公。江公义愤，竟要闯会讨个说法，真有"路见不平，拔刀相助"之慨，好不容易才将其劝阻。

有年入冬，江公罹小疾入院手术，术前问学生："风萧萧兮易水寒，壮士一去兮不复还。我能复还否？"当然，一切顺利。晚上，却假装输液反应，"骗得"医生给打镇静剂，而后却无不得意地跟护士说："你看我装得像不像？他们都没有看出来。哈哈！"江公啊，真可爱矣。

一位哲人说：阅读童话，会发现成人倒是幼稚、可笑和低下的。成人若有童心，则会变得纯真、清扬起来。

阅读江公，像是面对思想的铜镜，我们应该有心灵的拷问……

佐佐木（Sasaki）教授是著名的日本妇产科专家，常有中日交流彼此来往。佐佐木还是位汉学家，有中国文化功底。那年在济南开会，会间佐佐木兴致来了，想舞文弄墨一番。展纸研墨，佐佐木写出很不错的三个汉字"不动心"，有点偈语味道。江公找我说，"咱们得接上"。是啊，虽不针锋相对，也要合仄押韵，意不低筹呀。于是，我写下"要认真"三个字，与之呼应。

不知条幅安在否？江公已去，思念仍在。"不动心""要认真"——也许这正是我们的禅意偈语，就是我们怀念江森大夫的心结。

（郎景和院士为江森教授百年诞辰作祭文。）

医生与意象

　　一本书要出版，总有一些想让读者先知道的话，这便是前言——我一直强调，看书先看前言。还会有些话，是想表达一下成书后的未尽之意，这便是后语或后记——我也认为这后记也是不应该漏掉的。

　　我在这里想强化一个概念或观念，就是"意象"。这缘起于我和著名艺术家、书画大师尹沧海先生的一次讨论。意，指艺术家的主观情感，对作品意境的理解、把握、动念；象，是客观形象、描绘对象，甚至是哲学概念，譬如老子《道德经》云"大象无形"，艺术家亦可"得意忘形"。所以，可以认为，"意"是主体，"象"是客体，"意象"就是主客观结合所形成的"形象"。《易经·系辞》"立象以尽意"是之谓也。艺术家通过"意象"创作了艺术作品，而医生也可以，甚至必须通过"意象"，才能很好地完成诊断治疗。试想，我们从病史、主诉、症状、体征、检查，到形成印象（以前病历常用impression，这与意象image已经接近了），进而诊断。继而制定治疗方案，包括手术设计、手术发现、操作过程，以及随诊处理等，都应该有一个清朗的意象，形成完整的图解。这个过程与艺术家的创作完全一样！诚然，我们是在人体上（不是模特上）完成的，"医生是在一个活的机体上完成艺术作品的雕塑家"。我们在生命中，或者我们使生命保持真、善、美！亦如著名美学大师朱光潜先生的名言："美不在心、不在物，而在于心物联系中，是意象的存在。"可以说，这也为医学、医疗和医生，或者怎样做医生、成为怎样的医生，提出了新的、更高的要求。作为真、善、美集中表达的医学和医生，必须有意象观念、审美意识、哲学理念和人文修养，显然不仅仅是知识和技能。

我一直以为学习艺术、文学对于医生是一种职业训练；研究哲学、人文对于医生是一种品质培养。"仅仅以专业教育是不够的，那只能成为机器，不能成为和谐发展的人。"（爱因斯坦）。我的这本小书，就是尝试与广大同道展开翅膀，在天空俯瞰大地，体验辽远、广阔、壮美之境。那才是医学和医生的境界，也是意象也！每一个医生对其所置身的世界应该有诗和美的注视、凝望和眷顾，对病人充满体谅、关爱和负责。不断提升我们的职业洞察、职业智慧、职业精神、职业能力。

（本文摘自郎景和著《一个医生的诗书》后序，该书于2018年出版。）

新时代、新征程、新观念

　　党的十九届五中全会启动了新发展阶段，开始了全民健康小康社会的新征程。提出了"十四五"计划，特别是2035年的发展目标，令人欢欣鼓舞!

　　重要的特征是建设中国式的现代化，健康中国、妇女健康、幸福安康是我们的光荣使命。

　　为此，作为妇产科工作者，我们应该树立三个基本观念，即大健康观念、全生命周期管理观念和医学人文观念。

一、大健康观念

　　时代发展、科技进步；社会需求，健康福祉；生态环境，疾病图谱等诸多因素构成了医学的新问题、新发展，包括妇产科学发展的目标、图景等的复杂多元的变化。因此，无论从事何种专业，基础研究抑或临床实践，预防或者诊治都面临新的机遇或者挑战、推助力或者逆阻力，必须树立整体、系统体制的大健康观念，抉择考量和实施。

　　大健康观念强调综合、整体、系统；强调环境、体制和自我保健意识；强调思想理念、公众教育与管理服务体系等，甚至精神心理调适和伦理道德法则。我国抗新冠病毒（COVID-19）感染的伟大胜利，充分、深刻地显示了大健康观念的重要，甚至决定性作用。坚强有力的领导、完备严谨的组织、科学有序的防治、全民的动员和举国的行动……形成了坚固的防治长城，雄伟的战斗力量，甚至仁爱理念和民族精神！

WHO提出了于2030年消除人类乳头状瘤病毒（human papiloma virus，HPV）感染，进而消除宫颈癌的动议，这是一个世界范围内的宏伟妇女健康运动号召，各国政府和医学科学工作者都应积极响应并付诸于行动的工程。而完成或达到这一目标，必须有大健康观念：从健康的生活行为到HPV疫苗的推行，从筛查到宫颈上皮内瘤变（CIN）的诊治管理；从筛查方案的制定实施到各类技术的开发、核定与人员培训等，都是全方位的、立体的。消除HPV感染，也消除不平衡、不公平。有了HPV疫苗，依然要做筛查、要做检测、要做阴道镜，并把这一观念变成公共的认识和行动，从"要我做检查"变为"我要做检查"。达到2030年的90%～70%～90%（15岁以前女孩90%HPV疫苗接种率，35～45岁妇女70%高质量筛查率，90%的CIN和癌得到治疗、管理和护理）。

令人欣喜的是，这与我国全面建设成小康与健康社会的节奏完全一致，我们的大健康行动正是这一前进队伍的重要组成部分，我们依然要做开路先锋。

二、全生命周期管理观念

这又是一个重要的生命健康观念，其意义和价值在妇产科学中尤为突出。从受孕（甚至受孕之前或称"备孕"）、妊娠全过程到分娩出生；从新生儿、婴幼儿、青少年到婚嫁、生育；从中壮年到围绝经、老年及之后；从遗传性疾病、出生缺陷、炎症、肿瘤、创伤、功能障碍的预防到诊断和治疗；从流行病调查研究到防控管理等都贯穿了生命或生态的全程意识和观念。这是生命或疾病的立体解析，注意到了因果与防治，注意到了变化与发展，注意到了多学科、多元化合作与管理。

这种观念的认识，早在《黄帝内经》中就已阐述得十分清楚："女子七岁，肾气盛，齿更发长；二七而天癸至，任脉通，太冲脉盛，月事以时下，故有子；三七肾气平均，故真牙生而长极；四七筋骨坚，发长极，身体盛壮；五七阳明脉衰，面始黄，发始堕；六七三阳脉衰于上，面皆黄，发始白；七七任脉虚，太冲脉衰少，天癸竭，地道不通，故形坏而无子也。"简括数句体现了女性的性周期、内分泌周期、器官发育周期，即全生命周期，以此制定医疗及康健对策和措施。

当下，关于全生命周期管理观念对于出生缺陷的防控、生育与不育的调控和处理、肿瘤的防治策略，中老年疾病的预防、处理和康复等都应成了全面系统治疗的基础和临床研究的"生命链""医学链"。

近二十余年来，我们关于围产医学的研究与实践，良好地注释了全生命周期管理观念的成功，对保护妇女、保护母子健康安全发挥了重要作用。虽然"二率"明显下降，但对预防与避免出生缺陷以及先天性遗传性疾病的防治研究还都是严峻的任务。生育政策的改变，生育愿望、生育率、生育能力的提高，生育与不育的调控以及相关问题也亟待解决。肿瘤防治的新问题、妇科炎症的全方位管理、子宫内膜异位症、盆腔器官脱垂等逐渐成为常见病、多发病，需要更为清晰可行的共识指南。还应重视罕见病治疗经验的积累和研究等。都应把握主动先手棋，不是被动之举和权宜之计，着重长远考虑，提高生命和生活品质。

三、医学人文观念

医学的人文观念就是医学研究和医疗实践的人性化，包括体现医学系人学、仁学，和以人为本。生命至上、病患第一，真正把医疗对象看作有思想情感、意愿要求、有家庭社会背景的人，将医学所具有的科学、社会和人文三种属性包含进来，表达出去。对于妇产科，尤其重视伦理观念、价值观念、婚育与家庭社会观念，以及美学观念。

我们牢记医学的使命。

认识生命——生命至上。敬畏生命、敬畏病人、敬畏医学。

促进健康——预防为主。重视科学普及，关口前移、重心下沉，全社会全民的关注与行动。

经济发展——健康水平促进经济发展，经济发展提高健康水平，互为助力和动力。

国家安全——生物安全、生命安全、医疗安全，保证国家与国民安全。

因此，建立医学人文观念的具体对策是：一方面利用现代科技发展加强保护生命，保护生活或生命质量，包括保护生理功能、保护器官功能、保护生育功能和保护精神心理健康。另一方面，在科技迅猛发展、互联网、大数据智能医学和生物技术的时代，注意坚守医学的人文底线和本源，谨防科学与人文的断裂、技术进步与人道主义的疏离；谨防"技术至上""新的技术官僚主义"；谨防医学的"畸化"与"异化"以及医生的心智板结和沙漠化；谨防商品社会中的"技术经济化"及"技术扭曲"。

为此医生的哲学理念和人文修养至关重要，即"哲学始源于医学，医学归隐于哲学"。

我们要牢记习近平总书记的教导：人民健康是社会文明进步的基础，是民族兴盛和国家富强的重要标志，也是广大人民群众的共同追求。当然，这更是医务工作者的神圣使命和光荣职责。知识和技术不断更新和进步，我们像夸父追日般向前奔跑。我们几乎没有时间停下来歇息，甚至更没时间去思索——前面是什么？方向如何？

上述引用的习近平总书记的话就是我们必须明确不变的方向！大健康观念、全生命周期管理观念以及人文观念可以调整、校正我们的步伐。这才是医学和医生的精神家园，我们的思索和目光才能与这种精神的光亮相通！不忘初心，方得始终。

（本文为《中华妇产科杂志》主编新年寄语，发表于2021年元月。）

《奥斯勒传》后记

威廉·奥斯勒是20世纪最伟大的医学家、医学教育家。他的平凡而光辉的临床医生的一生永载史册。

从在欧美卓越的医疗活动到著名的《奥氏内科学》《医学原理与实践》等书的问世；从约翰·霍普金斯医院的医疗、管理、医学教育到医生、护士培养所形成的睿智理念；特别是他精深的医学人文思想像明星闪烁、照耀永远！

奥斯勒无私的奉献不仅在于他操劳忙碌的一生，甚至于过世后把遗体捐献给实验室；把所有的藏书赠给麦吉尔大学——"奥斯勒图书馆"成了一座神圣的殿堂，甚至其建筑风格都介乎于教堂与陵墓之间……

威斯（Alien B Weise）说，"如果说乔治·华盛顿是美国的缔造者，那么，威廉·奥斯勒就是医学的华盛顿"。诚然奥斯勒不仅属于那个时代，也不仅属于欧美或美国，它是全人类的、全世界的、全医学界的、永恒的。奥斯勒和奥斯勒精神具有强烈的普世性，具有持续的影响力。

我们就是带着这种无限敬仰的心情来翻译这部《奥斯勒传》。纵观这部传记有三个特点。

其一，全面。本书从奥斯勒的诞生到故去的叙述全面周详，几无漏缺。从美国约翰·霍普金斯大学的忙碌到英国牛津大学的愉悦；从临床医疗到讲演聚会。特别重墨于他的医事活动：看病与查房、病例讨论与分析、对医生与护士的培训、对实践与读书的告诫。除了临床以外，奥斯勒对于病人的精神心理的关怀，对于禁止吸烟的宣传，可以说是一位健康的改革家、宣传家；而且又涉及医学的各个领域，是一位医学的漫游者、无国界者，真正的多学科协作诊治模式（MDT）；是临床家、观察家、实践家。在全书的每一字节中，都可以体验和感悟到奥斯勒的工作激情和人格魅力，广博精深和灵活睿智。人们甚至为其查房还形成了一首有趣的诗句：伙计们请快点儿来吧/奥斯勒的巡回演出开始了/早餐要简单快捷/请跟上大统领的步伐/带上纸和笔/不要漏掉每一个音符。

其二，细腻。本书对奥斯勒生平的描述，有密有疏，有详有简，均衡有趣。其中对于奥斯勒的家庭、奥斯勒在霍普金斯医院、奥斯勒晚年爱子阵亡，都描述的甚为详尽，令人感动。

奥斯勒出生在加拿大安大略省的一个牧师家庭，家族很大，对他的亲友的描述很多。奥斯勒虽然没有继承父业，但在幼年，家庭、自然的浸染和人性的熏陶对他以后从医的兴趣、志愿和品格，都有非常深刻的影响。

从1884年春天始，奥斯勒在美国的从医生涯达21年，主要在约翰·霍普金斯医院，这是奥斯勒人生的重要旅程，也是他伟大一生的光辉闪烁。在这里，我们不仅能够看到奥斯勒的卓越工作，还可以看到一代俊杰荟萃、巨星焦聚，就是书中所说的“四大金刚”：病理科威尔奇（做过院长）、外科霍尔斯蒂德、妇产科凯利和内科奥斯勒。他们个性鲜明，品格高上。作者对于他们的描述似乎琐碎，却细致入微，包括凯利慷慨解囊于慈善、他人和医院。凯利与霍尔斯蒂德密切搭档，作为院长的威尔奇的管理才能展现完美。我们还可以看到那些以前只在教科书读到的名字，像魏尔啸、库兴、科霍，像诗人奥特曼，在本书中都有记述，像明亮的流星从夜空划过，让人仰视、难忘。

其三，公允。一个人物的传记，无论是伟人名人还是平民百姓，无论是圣贤还是凡夫，我们对他的描述和认识总应是客观的、公正的。《奥斯勒传》展现了一个伟大医生的精神风貌，但他不只是一尊雕像，在书中的描述，记事、叙事、故事，写人、画人、评人，都有根有据、有血有肉、活灵活现。甚至对于奥斯勒的"毛病"也毫不忌讳，比如对他的评价与争论，比如他对人老和老人的看法，很固执、很有趣，甚至有些悲观，晚年也常常叹息"命不久矣！"

他的儿子里维尔，18岁入伍参战，官阶炮兵中尉，21岁中弹阵亡。这对奥斯勒无疑是个沉重的打击，令他悲痛不已，虽然他平静地接受人们对他的慰问，但在午餐时却崩溃抽泣。

无论怎样，我们依然可以看到一个伟大医学家的光辉形象，奥斯勒的完美是天赋与秉性，适用于他的生活、工作和环境。我以为这就是他对于自然的敬畏，对于生命的敬畏和对于医学的敬畏。

即使在欧美，奥斯勒也像一尊"石膏圣人"被封存了一段时间，直到20世纪60年代才又重新掀起了"奥斯勒热"。也许是科技的发展，也许是所谓"经验医学"进入"实验医学"，让我们从眩晕中清醒过来，去寻找和回归医学的本源。可不能忘记，是奥斯勒把欧美的医学与健康带入了一个新的世纪！奥斯勒早已指出"医学实践的弊病，在于历史洞察的贫乏，科学与人文的断裂，技术进步与人道主义的疏离"。多么睿智、多么深刻、多么富于预见性！

现今，已经有了世界范围的"奥斯勒研究会"，出版了有关奥斯勒的各种版本书籍，奥斯勒似乎又重新回到我们中间来了。人们应该充分认识到奥斯勒的贡献，他不是一个实验科学家、发明家，他是个医学临床家。事实告诉我们，无论科技如何发展，医学本源不变。医学可不全是科技的，它是哲学的、艺术的、人文的。现今的数字医学，甚至所谓智慧医学都不能够真正代替医生的工作，不能代替医生和病人面对面的工作。科学和技术、检验和器械当然给予医生很大的帮助，但是以耳听诊、以眼看病、以手施术的时代不会完结。况且，还有最重要的人文关怀！

中国医师协会高度重视奥斯勒精神的学习、研究、宣传和推广，成立了奥斯勒精神研究会，进行了奥斯勒精神的研究讨论及讲演宣传，并与我国古今医学大家的人文思想的学习、继承与传播结合起来。特别是在张雁灵会长亲自带领下，组团去牛津大学奥斯勒展览馆参观、考察与学习。令人难忘的牛津诺兰花园13号，那是奥斯勒的故居，他曾"敞开怀抱"欢迎来访者、接待病人，我们甚至看到他的满满的门诊病人登记名单。花园草地，微风吹拂，鸟声啁啾……我们和英国的医生们进行交流，并与英国皇家妇产科学会进行了深入的学术讨论，达成了关于住院医生培养的协议，把奥斯勒的学习与研究推向了一个新的阶段。因为，我们深信，医学本源共同，东西文化相通，医疗目标一致，中西医学齐进。

本来拟定在2019年奥斯勒逝世100周年的时候，中英双方有一个互访和共同举办的纪念活动，因为新冠病毒疫情而未能成行，留作我们未来的工作吧。

奥斯勒的大脑被作为他的最后一份奉献和标本，还放在穆特博物馆，后来者甚至要对奥斯勒大脑基因进行复制和克隆。我想，奥斯勒的精神基因已经被破译，已经被传播。

这是一个令人合作愉快的翻译班子，他们作为医者或学者都是行家里手。在疫情肆虐，各自工作繁忙之时，都抓紧时间出色地完成了任务，尤其是王姝、王宁两位的认真细致的工作，感谢他们的辛劳！特别感谢张雁灵会长的支持与指导，并且欣然作序。感谢俊琳编辑和所有关心我们翻译出版工作的朋友们！

感谢各位读者！

（本文摘自郎景和主译的《奥斯勒传》前言，该书于2022年出版。）

论解剖、外科和妇产科医生

20多年前，我出版了《妇科手术笔记》的第1卷和第2卷，当然后来应该还有第3卷和第4卷。在书里，我要表达的是：清清楚楚解剖，明明白白手术，勤勤恳恳工作，开开心心生活。这是作为一个妇产科医生的工作观念和生活观念。实际上，我们每天都要"解剖别人"，就是对待或诊治病人；又要"解剖自己"，就是要求或修养自己。

一、解剖学是医学的基础，是外科医生的行车路线

《外科剧场》一书中写道，"作为手艺、艺术和科学的外科学，讲究的是灵活的手，依靠的是会思考的大脑"。当我们回顾解剖学历史的时候，我们会想象16世纪维萨理（1514—1564）解剖时的庄严和神圣，正像我们后来进入解剖室，就像我们后来进入手术室一样。对病人的敬畏、对医学的敬畏，是从解剖学开始的。

有一部大型科学文献纪录片叫《手术两百年》。诚然手术何止200年，200年又何止手术。但是，外科解剖刀铸就医学文明，除了解剖以外，麻醉、消毒、输血都是外科，也都是医学的重要里程碑。

中国先秦解剖文明与现代医学路径擦肩而过！是时，华夏生理解剖知识已经与世界接轨，华夏之医学萌芽不该只有阴阳五行、经络学说一树独大。而清代医学家王清任（1768—1831）的著名论著《医林改错》是对于古代中

医脏腑学说的再认识。

现今的解剖学已经有诸多分类，如系统解剖学、局部解剖学、比较解剖、发生解剖学、临床解剖学、断层解剖学等，解剖与计算机结合形成的数字化成为虚拟人，成为 3D 和 4D 的人工智能解剖，使解剖结构变得真真切切、栩栩如生，对于教学、外科实践都有极大的推动作用。解剖学的概念也不断地深入，形成了静止解剖学、动力解剖学、功能解剖学等。因此，学习和理解解剖学不仅是有用的，也应该是有趣的，在妇产科学也是如此。

对于妇产科学，无论是疾病的诊断和治疗，包括对生理功能和病变特征的理解，特别是妇科手术的设计和实施，解剖都是基础。生殖道畸形的矫治实际是寻找通路、打造通路；肿瘤的手术实际上是解剖器官组织；盆底功能障碍性疾病的各种治疗，实际上是从解剖恢复到功能恢复。妇产科医生要永远把解剖记在心头，才可以"山重水复疑无路，柳暗花明又一村"，才能曲径通幽达坦途。解剖就是行车路线，解剖就是方向和道路。

二、解剖学的发展与外科学的发展

解剖学是外科学的基础，外科学又促进了解剖学的发展。这是基础与临床的密切结合，是相互的促进和转化，是从形象思维到逻辑思维或从逻辑思维到形象思维的循环，是心脑思考与手技操作的美妙链接，是从死记硬背到灵活应用的完善过程。

解剖学的发展已经达到了艺术的高度，从达芬奇的《爱上人体解剖》开始。解剖学不仅是医学的基础，也是艺术的基础，并且成了艺术，形成所谓解剖的"艺术绘画"。近年，随着医学的发展，出版了很多优秀的解剖学书籍，促进了基础医学和临床医学的结合和发展。值得称道的有，完全用生物塑化的解剖（《人体的奥秘》，隋鸿锦、于胜波主编，科学出版社出版），系用先进的生物塑化制成的人体标本，回避了解剖室的冷峻和异味。更有蜡像解剖——《解剖维纳斯》，这是医学和艺术的绝美结合！它是可以等身的解剖尤物，非常细腻精美，从五官、脏器到宫内胎儿，都惟妙惟肖。

从尸检、绘画、塑化、蜡像到虚拟人，也许我们看过手术标本，看过绘画和雕塑，看过挂图、幻灯和照片，甚至看过虚拟人和机器人。但也许还没有见过"解剖维纳斯"——那恰是你和我梦境中出现、鬼魅般溢出的幻觉，是科学与艺术美妙绝伦的联袂，是震撼讲堂、手术室和心灵的女神。我们应该成为幸运和敬畏者，达到如此的崇拜和虔诚的修炼。

应用数字化技术于解剖，是解释医学现象，解决医学问题，探讨医学机制，基础临床结合，提高医疗诊治水平的重要发展。它是信息科学、计算机技和网络技术的综合，使现代解剖学和现代医学的密切结合，使临床工作更加个体化、精确化、微创化、远程化。

经过精密解剖和细微影像得到的数字，再还原为"人"，则不再称成其为人，而成为工具，成为虚拟或模拟，形成了非常逼真的，甚至可动的虚拟人，即数字化解剖。也和其他的数字医学一样，分成可视性、物理性、功能性和智能性4个阶段，已逐渐开始广泛地应用于医学的各学科，包括生理解剖、血管重建、骨盆测量、盆底损伤、肿瘤诊治、手术设计、技术培训、损伤风险评估和预防等。

这一领域的开山鼻祖是钟世镇院士，钟先生却经常说他是医学的配角。实际上，我们深切体会到，医生们都是围着解剖转的，他才是我们真正的主角和导师。

三、妇产科医生的解剖观念

妇产科学是重要的临床学科和外科领域，妇产科学中的发育畸形、炎症、肿瘤和功能障碍以及妊娠分娩都与解剖密切相关；妇女从儿少、成人或生育年龄以及绝经和绝经后，都对解剖有重要影响；妇产科疾病的各种诊断治疗与预防保健都要有解剖考虑。因此，妇产科医生必须有非常明确的、强固的解剖观念。

女性生殖道发育畸形或出生缺陷，就是解剖异常，无论是缺如还是多余。这种异常临床并不罕见，干系重大，分类繁杂，治疗困难。畸形的矫治即是建立正常解剖，形成正常通路，或者至少是修复缺陷畸形、去除改善症状、恢复建立功能，是为畸形的治疗原则。

女性盆底功能性障碍包括盆腔器官脱垂和压力性尿失禁，其主要原因是盆底支持结构的损伤造成的功能障碍。即盆底肌肉和韧带的解剖损伤和功能障碍，是真正的解剖问题。而所谓的"整体理论"就是从解剖恢复到功能恢复，即消除症状、恢复常态。也可以用"4R"来表述：修复（Repair）、重建（Reconstruction）、替代（Replacement）、恢复（Recovery）。

在此，还有4个问题值得关注。

1. 妊娠分娩。妊娠、胎儿及分娩，都是对盆底的一个严峻考验。因此，在妊娠期及分娩过程中，要注意对盆底、会阴的保护与产后康复，盆底功能锻炼应该作为产科工作的一个内容。剖宫产虽然并不是简单、盲目推崇的分娩方式，但剖宫产对盆底的保护作用却是毋庸置疑的。

2. 内镜手术。腹腔镜和宫腔镜手术已经成为妇科手术的重要方式，内镜手术改变了思维方法，改变了技术路线，改变了病变图景。似乎没有改变解剖，但要有解剖观念的跟进。我们要适应内镜手术之眼、手与荧屏的协调配合，要适应单孔腹腔镜（LESS）、自然腔道的手术（NOTES），甚至从自然腔道取出标本的手术（NOSES）以及机器人的手术，都要求有新的解剖观念和技术调整。

3. 阴道手术。阴道手术，包括阴道本身病变的手术和通过阴道施行的手术。通过阴道进行手术，是经过女性身体固有通道施行的手术，应该有其天然的合理性。我们在此重提阴道手术，并强调阴道手术的可行性和重要性，以期成为善于从阴道进行手术的行家能手。阴道手术空间狭小、术野有限、照明不便、暴露困难，器官易于损伤，发生问题处理棘手等。借此，就必须有良好的解剖基础。我们甚至说，阴道无小手术，不可小视阴道手术。要改变从上而下到从下而上的解剖概念和手术技巧，要有较长的学习曲线及勤于临床实践的训练。近年推出的保留子宫的子宫颈癌根治术（Dargent 手术）就是现代妇科手术的典范，也应该说是阴道手术的时代标志。正像我们所提倡的，内镜手术是妇产科医生的必备技能，阴道手术也应该是妇产科医生的必备技能。

4. 手术拓展。近年来，妇科手术可以说是向"纵横"与"多维"发展，这是对临床医生的考验，也是对临床解剖学的考验。癌瘤的肿瘤细胞减灭术和根治术，保守性手术，高位淋巴结的清除术，盆腔自主神经保留术，脏器损伤的处理，多学科交叉的手术，复杂的、疑难的、广泛病变的各种手术等使对解剖的认识有了很大的开拓，解剖学的临床研究也得到了很大的推进。明晰的解剖观念与和谐熟练的手术操作，是对妇产科医生的要求。在这一过程中可能有三种情况：心里有解剖，手头无解剖（是缺乏经验）；手头有解剖，心里无解剖（是理解偏颇）；心里有解剖，手头有解剖（是正确实施）。解剖与手术是认识与实践的功夫，不断地总结思考则是经验积累和技术提高所必需的。

四、"解剖"别人，也"解剖"自己

如果说解剖别人是实施外科手术，那么解剖自己，就是完善自我修养。外科是神圣的，外科医生有特权进入人体，只有敬畏与爱护，不可以有任何技术与器械的炫耀。

1. 遵循手术的目标、目的和实施。手术的目标是最大化手术的好处和安全性，最小化手术的伤害和风险性。手术的目的是切除病变肿瘤，改善病患症状，保护器官功能，减少并发问题，避免意外发生。手术的实施过程，实际是创造、破坏和修复，这与印度湿婆大佛的意念是一样的，所以我们说，"术近仙，心近佛。"并不是迷信，而是一种境界的追求。手术的实施可以是破坏性的，也可以是保守性的；是保护性的，也可以是建设性的。在这一过程中，我们要遵循外科的4项原则，就是规范化、个体化、微创化和人性化。规范化是诊治原则，个体化是因病因人而异，微创化是以最小的损伤获得最佳的效果，人性化是人文观念、以人为本。因此，我们要掌握好适应证、非适应证和禁忌证，既考虑技术和实施者，也要考虑病人和他所罹患的疾病，即医生施行最有把握的、最适合病人及其疾病的方式，又是病人最情愿接受的方式，以期保证诊治的有效性和安全性。

2. 遵循外科三要素。这就是决策、解剖和技巧。决策占完美手术的75%，解剖和技巧占25%。诊治中的正确与错误的决定因素，包括责任心，技术水平，临床经验，思维能力和思维方法是决策的思维判断和设计等，其实就是哲学理念。决策与设计包括确切的诊断、适宜的治疗方案和手术选择，甚至麻醉方法、切口入径，以及对术中可能遇到的问题和相应对策，还应有术后的处理和随诊，都应该得到充分和审慎的考虑。因此，临床策略的基本原则是：充分的事实和证据，周密的设计和方案，全面的考量和考虑，精心的实施和操作，灵活的应急和应变。当然技巧也很重要，它包括各种外科的基本手法，也应有经验和熟练升华的技巧，也有建立在对妇科手术的深刻理解和个人的独特创造和经验。

3. 妇产科医生的三项修养和三种境界。我们利用技术和器械实施治疗，但工具与技术只是器，"君子不器"，君子用器而非器也，至少不做器械和技术的奴隶。一个医生应该掌握各种手术方式，又善于形成自己的特长，我们不能也不应该企图用一种方式完成所有的妇科手术；不能，也不应该要求所有妇产科医生实施所有手术。诚然，我们都想把工作做好，但当我们工作做得很多很多的时候，我们所遭遇的危险就会像工作做得很少很少的时候一样多了。所以，要始终如临深渊，如履薄冰，像张孝骞大夫告诫我们的那样"慎、戒、恐、惧"，避免并发症，避免损伤病人。平安是福，平安是门。一个外科医生的三种修养就是要有：哲学理念、人文思想和美学观念。科学求真，艺术求美，医疗从善，而医学是把真、善、美结合得最好的职业。

解剖学也是人体美术的基础，解剖学把医学和艺术紧密起来，外科医生实际上是在活的机体上完成艺术作品。因此一个医生要有深厚的审美观念和审美技术，包括医学绘画，包括对解剖和手术的描述和图解。一个妇产科医生要达到三个境界：得艺、得气、得道。医学是一门科学，是一门技术，是一门艺术，我们应该把这三者结合起来，成为一生探索和追求的真谛。外科解剖刀就是剑，我们要把自己的生命精华都调动起来，锻造练就进这把剑里去！

（北京市妇科肿瘤学术会议上的讲演，2022年。）

协和的守望

2021年，我们迎来了北京协和医院建院100周年，也是林巧稚大夫诞辰120周年。这都是我们热烈期盼并热烈庆祝的节日，也是我们难忘的、庄严的纪念日。当然，这一年还是我们伟大、光荣、正确的中国共产党的100周年华诞，会有万众欢庆、举世瞩目的盛典。

北京协和医院自建院伊始，特别是在新中国成立后的72年，历史辉煌，成就斐然，已成为国家卫生健康委直属单位，中国医学科学院北京协和医学院的重要组成部分，是集临床、科研、教学为一体的三级甲等医院，是全国疑难重症疾病诊治中心，连续十年蝉联全国医院排行榜之首。我于1964年来到协和，时光荏苒，弹指56年矣！我为协和出力，绵薄有限；协和给予我者，丰厚无量。协和对于我们，是母爱般的亲情，是树根般的滋养。是协和哺育我们不断成长，锻炼我们逐渐成熟。

林巧稚大夫1921年就读北京协和医学院，1929年毕业后即在北京协和医院妇产科工作。从20世纪40年代成为第一位中国籍女主任，到1983年逝世，她为中国妇女和儿童的健康、为中国妇产科学事业的进步、为北京协和医院妇产科的发展，殚精竭虑、呕心沥血，几十年如一日，做了一辈子值班医生，被尊为"万婴之母"。她是一位伟大的医学家、卓越的医学教育家、热忱的社会活动家，也是协和的光荣、协和的象征。我有幸在林大夫晚年做过她的学术秘书，有机会更多地获得了她的耳提面命、言传身教。我们常说：到北京协和医院工作是幸运的，在林大夫身边工作更是幸运的。所以，我们把这本书献给北京协和医院，献给林巧稚大夫。

本书记述了我们对林大夫的回忆，主要收录的是近期在网络上发表的短章小文，虽嫌简约，却是真情实事，寄托了我们对林大夫无限的崇敬和缅怀。书中也收录了几篇前辈们发表过的文章，特别是40年前康克清同志、宋鸿钊大夫等人的纪念文章，尤其感人，为本书增辉添彩。此外，我也写下了一些记述宋鸿钊大夫、严仁英大夫等协和先师们流光与剪影的文章，表达了对他们的纪念与思念。我以为，他们与林大夫一起构成了协和光辉的雕塑群和永远飘扬的旗阵，构成了协和的医魂！

书中还收有一些珍贵、罕见的老照片，或是陈旧的图影，或是泛黄的报章，都令人珍爱，引人遐想。

"协和的守望"——林巧稚大夫、张孝骞大夫、宋鸿钊大夫等前辈，都是协和的先驱守望者，我们则是后来的守望者。我们共同守望、忠诚见证了协和的历史与发展；我们又与协和一起，共同守望着生命，守望着人民的健康幸福，守望着祖国的繁荣富强。

对历史、对前辈、对先人，我们以回忆来相聚；对未来、对同道、对后人，我们以期望来相约。

不负韶华，不忘初心，砥砺前行！

（本文摘自郎景和著《协和的守望》前言，该书于2021年9月出版。）

对话是表白、交流和相互学习

这是我近20多年来出版的第14部关于医学人文的书，我把它们称为"一个医生"的系列。

从1998年我发表的《一个医生的哲学》，差不多每一二年都会有一本书出版，我有点为自己所感动！一个医生的医疗、教学和科研非常忙，我常说"医生的时间不属于自己，属于病人"。因此，这些书的作写几乎都不是有一个专门的时间，哪怕一两个小时专门来撰写。所以，"一个医生"系列的文章基本属于杂文小品之类，又都是业余之业余，即晚上做完专业工作之后再写点人文文章。我有一个笔名，就叫"叶维之"，乃业余而为之。

不过是坚持不辍而已，可谓集腋成裘、积土成山。后来的《一个医生的随笔录》《一个医生的随想录》和这本《一个医生的对话》，则是另一种劳作和程序而完成的。即像我在前言里所说的，那是每天早晨我给我的学生们的网群，叫"男孩一族"发的条幅汇集而成的。这好像是一项作业、一种责任，甚至一个习惯，我每天早晨必须做的事情，是很有仪式感的，我是把它当成一件很庄重的事情来完成的。像看门的老人早上准点去开门，像灯塔的守望者傍晚按时揿动电钮。

《一个医生的对话》基本上是我在工作、学习和生活中的一些感想，可能没什么计划与条例，只是有感而发，情之所至、理之所达，甚至信马由缰。

好像一条河，就是向前奔流，也许很顺畅，欢快地过去了；也许有阻隔，跃过去、绕过去就是了，都很有趣。总要不停地向前，向着大海。或者像跃马在草原上奔跑，也会有坎坷，却有诱人的风景，也要不停歇地向着太阳、向着东方。就是把这些经历、感悟与学生们切磋和分享。居然可以敷衍成册。

至于我用毛笔书写，完全是一种兴趣。我打字很慢，思维容易中断。写毛笔字，可以一边想一边写，思想融进笔墨之中，轻盈流淌。坦诚地讲，我真没有把它当作书法来操练，只是觉得写起来还是蛮有意思的。不过，一个医生把字写好毕竟是一件好事，一桩快事！也许这是我写作中的另一个收获吧。

关键在于写的东西还是应该有点思想，不管这个思想是正确抑或不正确的，甚至是错误的；不管是否有哲学意念，还是文学底蕴，都应该力求有哲学与文学的表达。经历也是一种文化，回头去看自己走的路，并不是去叹息，而是应该去珍惜，因为那是以后我们继续前进所积淀的力量，太阳在前方，影子留在后面。

我们要向一切人学习，对话就是一种学习。正像在这本《一个医生的对话》里，向先哲们学习，向同事们学习，向学生们学习。

我曾经说，我会有两个恐惧：一是读书恐惧，二是实践恐惧。每次读书都会感到所知甚少；每当做事，又会觉得能力不足。这两个恐惧对作为医者尤感深重，所以才有"如临深渊、如履薄冰"，"戒、慎、恐、惧"。

作文、写书也大半如此！

非常感谢我的学生们和读者们年复一年、日复一日看我的东西，予以鼓励。

李玲大夫每天都要把我的文字编辑在网上发表出去，因为是毛笔行书，所以李华军大夫会很认真地、准确地把它注释出来，王姝大夫和她的丈夫王宁先生，我亲昵地称他们"二王"，做更细致的整理编辑工作，甚至形成一本我们自己编的"山寨版"书册，是很令人喜爱的，就像我们自己掐的泥娃娃比买的雕塑更有亲切感！所以，在这里我特别要感谢他们。当然更多的是学生们的支持，他们的建议、他们的意见、他们读后感，都给我巨大的力量！

诚然，我要感谢中国协和医科大学出版社和编辑们给我的支持和帮助。

（本文摘自郎景和著作《一个医生的对话》后记，该书于2023年出版。）

第三篇
关于对话与讨论

医者仁心术

——与协和医大学生的对话

郎大夫：首先今天非常高兴和大家对话，我喜欢真正的Dialogue，而不是我一个人讲两堂课。对话就是大家一起讨论，大家有兴趣，互动嘛。另外，我喜欢当学生，但是现在的学生很累；我也喜欢当老师，我认为老师是跟学生一起学习，是一种很愉快的事情。所以无论是做学生还是做老师都是让我很高兴的事。

主持人：您跟我们讲的第一节课是妇产科总论，然而您一上来讲的并不是妇产科相关的内容，而是说一个医生要给病人开出的第一张处方是关爱。我想了解一下您对于医学人文关怀这方面的看法。

郎大夫：这是一个非常重要的问题，涉及对医学本质或者医学真谛的认识。我讲过，医学的发展实际上是人们最初的人类情感，或人类友爱的一种表达。比如在远古时代，或者史前人类时期，人们在狩猎中受伤，那么我们会帮助他，比如搀扶他，比如他出血了，我们压迫它，或者化脓了，我们用针砭，即用烧红了的石头去压迫它，就是消毒，这些都是人类最初的善良行为和友善的一种表达，这就是医疗。这是在洪荒时代，是非常粗暴的方式，但这就是医学的造势，后来成为人类的一个职业，或者我们社会的一个责任。因此对于医学的认识是从人类善良的行为开始的，所以我们说对于一个医生首先要有一个非常善良的、乐于帮助别人的愿望。

我们也讲了撒玛利亚，《圣经》里的一句话，因为撒玛利亚是一个女孩子，她非常的善良，她去帮助人，后来在美国的一些州就掀起了一个"好撒玛利亚"，"奉撒玛利亚"的活动，就是说，如果你看到了谁遇到了危难或者谁受到了伤害，你应该去帮助他，如果你不帮助他，你会被判罪的。回到现在，有时候我们在社会上看到一个人受到了伤害，大家居然躲着走，或者不给予帮助，或者只是围观而已，这是不可以的。我们做医生或者作为医学生，我们以关爱和帮助他人来作为自己终身的责任和社会职责来做事情，是非常重要的，所以我们对于病人要关爱。

为什么说医生给病人开出的第一张处方是关爱，确实像我说的，它有这样一个来路。大概十几年前吧，有这样一个课本栏目，叫"协和处方"，就是请北京协和医院的大夫来讲讲防病治病的一些知识，后来说谁来写第一个处方呢？他们说那郎大夫就您来写吧，我也不能一开始就写子宫肌瘤、子宫内膜异位症的相关专业知识，所以，我就说我的第一张处方就应该是关爱。

主持人：因为我也是一个小小的微博的博主，微博上面活跃着很多协和的大夫，尤其是妇产科的大夫。前一段时间，我记得谭新杰教授偷拍了一张您的真迹，写着"看病不应该靠自己，而应该靠医生"。不知道这个怎么理解？

郎大夫：那是我在"五一"放假时写的，因为我也写了不少医学人文的东西，我又新写了一篇叫《论医学不仅仅是知识和技术》。我今天还带来了。

医学当然是知识，医学当然也是技术，但不仅仅是知识与技术，因为它是和人的生命健康联系在一起的（事业）。其中有一句话说"现在社会上有很多科普的东西，有很多其他的宣传，看病很难，比如说这本书就是家庭医生，这个仪器就是家庭医生，有了它就可以自己看病了"。我是针对这个来讲的，就是人可以学习一些防病治病的知识，但是不能当医生，有一种职业是不能自学的，那就是医生。因此，我写了一个草稿，然后前两天他（谭新杰教授）就给我照进去了。那句话就是说，我不主张或者我反对看病靠自己，你自己能看病吗？医大学生都不能自己看病，你读了一点儿东西就可以看病了？不可以！可以说，保健靠自己，看病靠大夫。

主持人：看（《论医学不仅仅是知识和技术》）上面的标注，第一句标注的是"有时去帮助，常常去治疗，有时去安慰"，相信大家很多人都看到这句话。又看到一个词叫"医学徒"。我觉得我们今天这一大屋子人是一个很特殊的群体，因为大部分人都是医学生。

郎大夫：你们不叫医学徒，叫医学生。

主持人：医学生和医学徒有什么区别？

郎大夫：那不一样，医学生，你是学生，或者是bachelor（学士），或者是master（硕士），或者是doctor（博士），可以是医学博士（Doctor of Medicine，M.D.）或哲学博士（Doctor of Philosophy，Ph. D）。学生毕业后要做5年的住院医师，这5年，我称为医学徒。然后做总医师，然后做主治医师。实际上，成为一名成熟的医生需要10年以上，无论你如何聪明，都不能速成。我曾经讲过一个例子，比如说蚕蛹化成飞蝶，它在茧里要发育成长，有人做过实验，提前把它打破后，蝴蝶飞行不了。必须到了时候破茧而出，才能够飞翔。同样的，一个医生的培养差不多要历时10年以上，特别是一个外科医生。因为还需要学习一些常规手术操作，需要时间更长。非常有意思的是，前一段时间英国做的一个调查，关于外科医生多长时间才能成熟，调查结果是10年。这跟我们中国说的十年磨一剑同出一辙，10年你才能成为一个比较独立的外科医生。你刚才讲我们很多住院医师是很苦的，确实如此。在5年学徒的时候，你本身是跟医院签订一个合约，这跟你的工作量没有关系。但和主治医师有关系。等你做完5年的住院医师，成为主治医师时，就独立了，甚至可以"挂牌"。但这几年不行，所以我称之为学徒。跟中医一样，中医的徒弟以前也是跟师傅去学徒的，他看着师傅去望闻问切，跟着师傅去出诊，帮着师傅干很多事，比如帮师傅抓药、抄方子，你要偷着去记《药性赋》，慢慢你才能成长。5年的住院医师就是去成长。

主持人：我们06级刚进入医院开始见习生活，看到上面有住院医师，还有主治医师，还有副教授、教授，我们看到从一个医学生变成一个医生，这一路上需要经历很多的锻炼和学习。那您对我们医学生和青年医生有什么建议？

郎大夫：其实当医生是很苦的，医学教育称得上精英教育，国外学医的人家里普遍很富有，因为学制长，花费高。首先，学制很长，先念化学系、生物系，然后又念医科8年，医生的职业是终身学习的，其他（职业）可以不太学习，比如说做个技术工人，可以吃老本，可是当医生，这一辈子都在学习，我现在也还在学习，所以整个医生的生涯都是很苦的。另外一个非常麻烦的是，因为我们的后头总有病人，无论我们在上课，在吃饭，在过节，在打牌，在游泳，时刻都有人在叫你，那就是病人。病人一叫，我们就必须回应，必须去看自己的病人。所以重在学习，永远有一根绳在牵动着我们，有病人，所以轻松不了。

主持人：您刚才说，在任何时候都会有病人，病人会在任何时候跟您诉说我这个疼、那个痛等，那您会不会有一种不好的情绪？

郎大夫：肯定不会。为什么呢？比如说纪念白求恩精神，白求恩对同志极端热忱，对工作极端负责任，我们也学习他对病人像对自己的亲人一样，像对父母一样的精神，这不是很伟大、很高尚吗？所以说，一个真正的医生做起这些事情来是非常容易的，是很自然的，用不着自己刻意去做，病人把自己的生命和健康全都交给你了，医生要肩负起这份信任和责任。比如今天晚上，你的小孩、你的太太或者你的丈夫有点不舒服，你甚至可以敷衍，我想没什么大问题，明天再说吧。可是如果病房来个电话，你必须马上去，但去了其实也没什么太多事。比如说我今天做了一个大手术，我给你讲完课，我回去一定要看看病人，引流怎么样，其他生命体征怎么样。如果明天星期天，我也肯定来看他，没有什么加班费，这很正常。我认为这一切都很正常，把病人当做父母、孩子、兄弟姐妹，这都很正常，这是医生的本职工作。如果这些你觉得很烦，我就认为你不适合当医生，那你可以做别的职业，不是说你不够优秀，只是你不适合当医生。

主持人：您写作的《一个医生的哲学》中有这样一句话"科学家也许更多诉诸理智，艺术家也许更多地倾注感情，而医生必须把冷静的理智和热烈的感情集于一身"，这个怎么理解？

郎大夫：这是1986年我在《光明日报》上写的东西，我们讲艺术家，艺术家就是以情感为主，电影、雕塑、绘画、音乐都是情感的表达，仅仅是感觉。科学家，数学、物理、化学，都是非常理性的东西，你可以投入感情，你可以对工作很热爱，但做起来没有感情问题。你对 H_2O 有没有感情不感情的问题，你对12345有没有什么感情的问题，你对xy有没有感情的问题，所以科学家是很理智冷静的，艺术家是非常热情饱满的。医生是非常好的职业，把这两个结合起来，你非常冷静、非常理智，这不够，因为面对的是人，你必须对他关怀、同情。我对你态度好，这是很对的，但是光有态度好，没有本事，技术不好，医术不高，那也是没用的。所以你又能对病人非常关爱，又能给病人解决问题，这就是把冷静的理智和热烈的情感集于一身，我认为几乎没有一个职业是这样的。

主持人：您从医46年，我们听到的都是郎教授医术很高，待人很好。

郎大夫：我没有跟病人吵过架，红过脸。真的，完全可以做到。他是病人啊，有什么好吵的。

主持人：是因为您只对病人这么好，还是您生活中也是这样与人和善？

郎大夫：我本身也比较"懦弱"，我待人很"平庸"。我父亲给我取名字，春和景明嘛，这是范仲淹《岳阳楼记》的一句话，叫"至若春和景明，波澜不惊，上下天光，一碧万顷"，可能我一辈子都比较"平庸"，比较不会发脾气。所以我对我的同事也发不起脾气，对我的病人也是如此。

主持人：对病人怎么能够一直如此和善呢？

郎大夫：因为他是你的病人，我是他的大夫。这是非常庄重的事情，是很神圣的事情。比如我今天收入一位病人，我明天去查房，我应该非常庄重的介绍，我是郎大夫，是你的大夫。现在大家都看数字报告，2床怎么样，3床怎么样，病人也不知道谁是我的大夫。我呢其他的都不知道，只知道他的肝功能好不好或者他是什么病，病人是有病的"人"，有"人"啊，他是一个人，不是一个物。

主持人：我们有时候会看到医生很抓狂地说，"这真是一个难缠的病人、难缠的家属，他好像总是在挑你的错误"。

郎大夫：没错，有一句话叫做"我们会遇到很多难治的病，也会遇到很多难处的病人"。难处也得处，因为他是你的病人。

主持人：那怎么处呢？

郎大夫：好处啊。首先你要尊重他，他是病人，我们要敬畏病人，敬畏医学，敬畏生命。敬畏生命，生命属于每个人，只有一次而已。为什么要敬畏病人呢？因为病人把所有的一切都向你倾诉。为什么要敬畏医学呢？因为医学是未知最多的一个瀚海。后来我又加了一个敬畏自然，什么都要"自然"。这样他是你的病人，你尊重他，甚至敬畏他，他把生命和健康都托付给你了，你对他还有什么可发脾气的呢？不应该有！但他本身是一个社会中的人，他可以是工人、农民、知识分子，他可以是一个公务员，可以是一个领导者，他可以富有，可以贫穷，他可以认为自己高贵，可以认为自己低贱，都没有问题，但是他在你面前都是一个病人。他在治病过程中表现的有他个人的东西，不一定都对，但他是你的病人，我的目的是帮助他。但有时候他很难相处，有的病人有无穷的忧虑，有说不完的主诉，但有的病人就很爽快。这些都没有关系，都可以应对。

主持人：我觉得现在的实际情况并不是这样的，医疗环境好像不是那么和谐，医患关系相处得也不是很融洽。

郎大夫：确实不是很和谐、不很融洽，但是那不可怕，我们争取融洽，我们对他好，我们关心他，我们给他解决问题，那他还能怎么样呢？

主持人：确实很多时候医生为病人做了很多事情，但还存在一个沟通的问题。您行医这么多年，对沟通有什么心得吗？

郎大夫：交流很重要。沟通被认为是21世纪医生必备的技能，如果你不会与病人交流，就像你技术不完整一样，这是世界教育会议上提出的共识，也称福冈会议。会议出台了《福冈宣言》，讲道：缺乏共鸣（同情）应该看作与技术不够一样，是无能力的宣言。

医疗纠纷大多是交流不好导致的。交代的问题不清楚，解释的不好，言语伤人，对出现的问题没有很好地表达，这就造成了很多的麻烦，这些都是交流的问题。交流这是很多学科不用的，我们学习数学、物理，跟谁交流？

但是我们医生要交流，因为病人是鲜活的个体，因此你必须尊敬他，整个社会上大家都是互相服务的。首先，从心里讲，我真没有觉得职业有高低贵贱之分，我对我们医院的清洁工、电梯工、管工、司机都非常好，他们在医院算是"底层"的，但是如果他们对我说要我加个号，我完全不考虑，肯定说好。但是如果是同级的大夫跟我说，我倒可能拒绝。倒不是说哪天我灯泡不好了，我去请他帮我换一下灯泡，就是因为你要尊重他。另外你要倾听他，他有很多主诉，哪怕他非常唠叨，你也要倾听，你可以打断，但要倾听。其次，就是耐心，他说的你要接受，好的医生会知道里面哪些是重要的信息。要坦诚，要有很好的沟通，他说的是对的要支持，他说的不对的也要引导、澄清。此前有位患者家属，说他女儿要做剖宫产，问"听说剖宫产的人奶就不好，是吗？"我说："那不一定，剖宫产的奶可以很好，也可以不好。奶好不好跟剖宫产没有关系。"这就是要纠正、要澄清。要引导他，用你的治疗决策、你的治疗方案引导他。最后要总结，不能讲了半天没一个结果，我们（医生和病人）的谈话要有结果。

简单总结沟通的技巧可以分为四个组合：尊敬＋倾听、耐心＋接受、坦诚＋沟通、引导＋结论。

主持人：刚才我们谈了很多病人和病的情况，那我们现在把话题拉回来，讨论一下我们自己的一些情况，在座的很多都是医学生，要在漫长的学医道路上一直努力奋斗，那么是什么精神支柱或动力支持您一路前行呢？

郎大夫：这个问题很大，关于世界观。就像我刚才讲的，当大夫是一个很辛苦的事情。我有两个孩子，一个女儿一个儿子，他们不学医，我太太也学医。尽管说现在行医有诸多困难，但我们认为医生这个职业非常好，把一个有困难、有病的、有痛苦的病人治疗好，这是任何其他职业都体会不到的获得感。所以我们希望我们的孩子也学医，他们有一句话我一直耿耿于怀，他们说："我看你们两个大夫都看累了。"所以他们不当大夫。不当大夫不见得不好，做别的也可以做得很好，没关系。我的坚持源于对医生这份职业的热爱，有了热爱很多的困难包括辛苦就可以解决了。

主持人：那您认为我们现在应该如何学习呢？因为很多同学发现现在有些临床知识跟书上不一样，书上的很多东西也用不到临床，您觉得我们应该如何在临床上更好地学习？

郎大夫：回到我们医学本身来说，医学是一个依赖实践的学科，当医生是实践的一个过程，我们讲实践两个字非常重要，书本上学到的东西到后来要重新到临床上去印证。为什么叫医学徒呢？这五年实际上是八年在书本上学的东西到临床上去印证。比如说一个异位妊娠，我们讲有闭经、腹痛、阴道流血这三大症状，是异位妊娠非常典型的描述。但我们马上就有一句话，叫做"书本上典型的临床上最不典型"，所以必须实践。

还是以异位妊娠为例，闭经的历史问不出来，月经有点不规律的出血，肚子疼，有人一开始没有肚子疼。我讲个例子，有个异位妊娠的病人，她自述有些下坠感，我说您上检查床，检查也没什么特别，后来她马上说要上厕所，里急后重，并没有什么大便，突然又回来了，一躺下又有这样的症状，我就怀疑她可能有点内出血，内出血会积聚在直肠子宫陷凹，会刺激产生便秘的症状，后来马上在门诊做一个后穹隆穿刺，结果就是异位妊娠，一个非常早期的异位妊娠。它可能不典型。所以"医学徒"这五年的主要任务就是训练，从现在开始，你们学了很多书本知识，以后到见习、到实习，然后做住院医师，其实这个过程就是训练。

主持人：谈到学习我相信台下很多同学都在思考我们以后要做什么。您对医学生的职业选择有什么建议？

郎大夫：我当大夫是因为小时候母亲身体不好，那时我六七岁，在一个小镇上，经常为我母亲去叫大夫，我们小镇有个余大夫，我至今仍记得，他有个皮包，我就跟在他后面。当时的大夫还是很受尊敬，大夫就先喝喝茶说说话，然后就看病。比如说我母亲肚子疼，大夫拿出一个小铝盒，里面有消毒好的酒精和针头，然后把一个安瓿瓶掰开抽出药品进行治疗，现在知道那是阿托品，效果很好，出于对"敬佑生命"这一职业的敬仰，我就当了大夫。

主持人：一个医学生在考虑要当什么科的大夫时，您觉得应该从哪些方面来考虑？

郎大夫：完全跟随兴趣。科学本身就是兴趣，包括科学发明发现，都是兴趣开始的，当然最后成为一种责任，社会责任、国家利益，这是另外一回事。但最开始都是兴趣使然。我很欣赏钟南山的一句话，2003年SARS流行期间，钟南山接受中央电视台采访被问道："钟院士，你知道SARS是很危险的，你就不怕吗？"他完全可以很冠冕堂皇地回答，他可以说死了我一个救回千万人之类的话，这也是一种回答。但是钟南山的回答是："我对SARS感兴趣，想把它搞清楚。"它也不是肺炎，也不是感冒，它是什么东西，不清楚，感兴趣，一个呼吸病的专家，从兴趣开始。你们现在有这么多科，你对哪个科感兴趣，就可以选择哪个职业，我认为兴趣是最好的老师。

主持人：如果我现在已经想好了要去哪个科，您觉得应该尽早地学习一些专业知识还是应该广泛地学习？

郎大夫：你现在还是医学生，什么都得学。

主持人：我记得您上课时说过您现在跟清华大学物理系的人一起合作做盆底研究，看样很多触类旁通的知识还是需要积累。

郎大夫：我做妇产科医生是偶然。我不是从中国协和医科大学毕业的，我是做完"实习大夫"后来到北京协和医院的，当时的称谓是助理住院大夫，实际上做的是"实习大夫"，实习大夫要写大病历，要做三大常规。报专业时，我比较喜欢外科，我认为刀起刀落比较适合我，所以我第一志愿报的是外科，因为妇产科也算是外科，所以第二志愿就写了妇产科。当时妇产科是林大夫做主任，林大夫有一个观念，她要从每一期的新生里头选一个男大夫，于是就要了我，我也觉得挺好。外科很大要轮转好几年，妇产科相对不是那么大，也不是那么小。外科医生嘛，要锻炼、培养动手动脑能力，可以接触很多内分泌问题、其他肿瘤等问题，很适合我。

主持人：刚好您谈到妇产科的男大夫，我觉得确实男大夫在妇产科是一个很好玩的事情，因为妇产科的男大夫他永远都不会体验到女病人的痛苦。

郎大夫："好玩"，好玩是个很好玩的词，是个很高的评价词，比如我说你这个人很优秀，我会说你这人很好玩，这可比"优秀"好多了。事实上，无论你做哪个科，你都不可能把这个科的病都体验一遍。

主持人：您作为妇产科的男医生，有没有好玩的事情？有没有尴尬的事情？有没有要注意的地方？

郎大夫：这个题目很好。以前没有人问过我这个问题，可能是因为我也算是个比较有资格的大夫了，没有人问。恰恰是作家毕淑敏，十来年前她去访问我，当时她并没有说要写一篇妇产科男医生的文章，也许她一开始也没想过，她本来是觉得协和妇产科不错，恰逢我当时是科主任，她就让我谈谈协和妇产科建设的经验，后来也问到了妇产科男医生的话题，所以大家现在就能看见毕淑敏写的《妇产科男医生》这篇文章。我征求了她的同意将这篇文章收入到我的文集《一个医生的哲学》《外科解剖刀就是剑》里，反响很轰动。对于妇产科男医生是很大的鼓舞。那时候北京有一个妇产科男医生联谊会，广州也有一个，每年的春节前后我们要聚会一次，而且有限制的，至少是副主任医师以上的妇产科男医生才有机会参加。我是中国医师协会妇产科分会的会长，去年我们在广州开了一个中国医师协会妇产科分会的全国性会议，我们把它办成一个很活跃的形式，我们有几个辩论题，其中"你看病是找妇产科男医生还是女医生"这个题目辩论很激烈，最后我来做点评和总结，这是个很好的题目。其实在欧美，甚至在我国的台湾和香港、澳门，妇产科医生绝大多数是男医生，台湾只有个别的是女医生。但中国大陆确实是女医生多，我们做过进一步调查，在大陆大概整个的妇产科医生里，女医生占85%～90%，10%或稍微多一点是男医生，所以妇产科男医生也不过是一千多人。北京协和医院妇产科男医生算多一些的，107个里面有42个。我刚来当妇产科医生的时候有过点问题，我叫病人，病人她就在旁边，但是她不答应，因为她看我是一个毛头小伙子。但是现在没有这个问题，很多人挂号都挂不上。现在我认为（妇产科男医生）应该没什么问题，我们下乡的时候完成一些普查也会有困难，但是我们到新疆、西藏去做普查，也没有遇到任何问题，倒是显得妇产科男医生更加神圣，更加纯洁，更加高尚。妇产科男医生对病人绝对好，因为你说一个大老爷们跟病人耍什么脾气，我们一定对病人好，对病人关照。男子汉本来就应该对女同志关怀，况且你还是男医生，她还是女病人啊，所以男医生对女病人态度差的很少。另外你得保持很严肃、很尊重，不该有非分之想，因为她是一个病人，你看的是一个器官，当你穿上白大衣后你就变成了一个中性人，那么你面对的就是一个病人，你要非常的高尚、纯洁、神圣。

主持人：这么说来其实是一件很自然的事，即使是女大夫也应该如此。有人说妇产科大夫是最累的，您觉得呢？

郎大夫：其实不仅是妇产科，其他科室也一样很累。怕累就不要做大夫。确实做妇产科大夫挺累，比如说前一天值了班，第二天还要做手术。以前我做住院大夫时，三天一个班，第二天肯定要一上午上台做手术，中午可以睡个觉，下午可以晚点儿来，我5点钟还要来看病人，因为可能来新病人。那时候没有周六休息，只有周日，周日上午还要来看病人，看完病人去图书馆，差不多11点钟再回家，下午要睡一个很长时间的觉，会睡到下午三四点钟，把一周的睡眠都补上。时间很宝贵，基本是全身心地投入在病房里。

主持人：我之前看了很多对您的访谈，发现您不仅医学的事情做得很好，还有一个特别美满的家庭，还有许多爱好，书法、画画，还收集铃铛，有很丰富的业余生活，您是怎么平衡工作和业余爱好的？

郎大夫：除了写字、画画这些爱好，我也很愿意打牌，就是没有时间。医生的生活其实挺枯燥的，总得有些调剂，比如说看书，包括文学，这完全是中学时养成的习惯，不瞒大家说，我在高中时就已经发表了很多东西了，比如说写一首诗，哪怕只有四行的诗，一首诗一行就是两毛五，四行就是一块钱。这一块钱什么概念呢，我可以请三个同学到山下吃一顿饭。我有一篇很引以为自豪的文章叫《夜来香》，发表在《长春日报》上，当时给我的稿费是16块钱，这16块相当于我两个月的学费了。我的意思是说中学的这些爱好对我以后的个人成长都起到了很大的积极作用。

主持人：说道您的爱好，您能不能给我们谈一谈画画在医学学习中的地位？

郎大夫：在所有的医学教育里头有一个非常重要的缺憾，就是没有绘图。医学教育没有绘图，毕业以后也没有绘图，可是绘图非常重要，绘图是把你的逻辑思维变成形象思维的非常重要的转化，你看了病，做了盆腔检查，做了手术，你能用图来表达吗？很多人不能，这就不行。你会画图就非常好，一个非常好的手术写了三篇，我更找不到重点，但如果配上三四幅图那就清楚了。手术前是什么样子，切了些什么东西，还剩些什么东西，一下子就清楚了。所以说这是重要的表达，另外你给病人讲，我今天做了手术，切了什么，怎么做，有图就会很清楚、很好理解，这是跟病人交流的非常好的方式。一个好的诊室应该有几个图片，有些印好的解剖图，你可以给病人勾勾画画，非常清楚。去年我在全国第九次妇产科大会上，我以《妇产科的解剖和绘图》

为主题做了汇报，我还做了一个海报，结果听得人非常多，其他会场的人也都来听，因为没有人讲过。

（与北京协和医学院学生的对话，2011年。）

医患关系的人文思考

当前医患关系特别敏感，医患关系既是社会关系、又是人际关系，体现了医学的社会性、人文性。医患关系涉及对医学、医疗、医生的认识和理解，反映医生跟病人的观念和行为差异，涉及改革体制、增加投入、降低价格、提高技术、加强沟通、改善服务等诸多方面。

医学属于自然科学的范畴，是研究事物的本质。但医学是自然科学和社会、人文科学相结合的学科。医学不是单纯的科学，更是人类救死扶伤情感或者人性的一种表达。医学既不完全是自然科学，也不完全是社会科学，它是两者的结合，是边缘科学、是交叉科学。

对于疾病的诊治要遵循两个原则：第一是科学原则，强调针对疾病的病理过程确定治疗方法和技术路线；第二是人文原则，强调针对病人的心理、思想、感情、意愿、生活质量、个人与家人需求进行治疗。医生既要认识到这两条原则，病人也要充分地理解。诊疗方式的选择要兼顾双方，医生要选择最有把握的方式，病人要选择最情愿接受的方式，既要保证有效性，又要保证安全性。通俗地说就是这个方法、这个手术适合这个病人的病，而不是让这个病人和他的病来适合医生的方法、医生的手术。

一、医疗的局限性

中国古代政治家、哲学家曾认为做事要"通天理、近人情、达国法"，做医生也应当如此。"天理"应当理解为自然规律、疾病发生、发展过程。"人情"可以理解为人的思想、情感、意愿倾向。"国法"理解为诊治规范、技术路线、政策法规。医学或医疗，存在诸多的局限性。

第一，医疗的局限在于认识的局限。现代医学对人的认识过程比较短，现阶段医疗技术和方法仍然无法解决所有问题，疾病不可能完全被人类征服，它们总是伺机反扑，或者"提升水平"把人类推入陷阱。认知是相对的，医学原理也是如此，科学并不是"我什么都知道"，科学只知道一部分，"包治百病"肯定是谎言，对病人说话要留有余地，什么都能治意味着什么都不能治，没有任何副作用就意味着没有作用。

第二，医疗差误恐难完全避免，当然应该避免严重危害病人健康和生命的差误。医生所能掌握的医疗知识只是浩瀚医学知识的一小部分，医生的治疗并不意味着治愈某种疾病，有时候意味体恤和减轻痛苦，医生的注意力要集中到病人的体验上，而不仅仅集中到疾病的过程本身。

第三，关于生与死。医学打破了生死的自然规律，可能误导人类抗拒必将到来的死亡，问题是要真正理解生命的意义，即必然死亡的意义；作为医者，我们的确在寻找消除病痛、延长生命的疗法，但我们应当避免无意义的甚至是善意的扰乱，有时甚至是常常得到的有效医疗也不过是医疗的短暂的胜利。生命、诞生或者生存，是宗教的、神秘的、神化的，却也是科学的、生物学的；死亡，也是宗教的、神秘的、神化的，却也是科学的、生物学的。人本身就是自然中的一物，终归要回归天地，抵抗这种力量终是徒然。

第四，痛苦与不幸。"我们面对痛苦何其敏感，面对快乐相当麻木"。疼痛是必要的、常态的，正像溪流遇到障碍，卷起漩涡而过。如对疼痛没有反应，则同样无法过活。正是痛苦与不幸，才能使我们感觉事物和生活。"痛苦是一种语言"哲学的观点认为痛苦是"知"，是"智慧"；法律观点认为痛苦是"回报"；宗教的观点认为痛苦是"救赎"。舒适与幸福具有否定的性质，而痛苦与不幸不具有肯定的性质，快乐总是远远低于我们的期望，而痛苦则永远出乎我们的意料，我们总要适当的劳心与劳力，包括承载痛苦与不幸，正像船只有装上一定的压舱物，才能平稳驶航。

真理与认识是相对的，真理的反面是另一个真理，科学很普通，不神秘，科学与"非科学""反科学"在哲学意义上应该是平等的，"反科学"是一种态度而不是一种罪过。真正的科学态度恰恰是存疑，是在无根据的沉默，以及尊重别人的探索。美国科学家罗蒂曾说："真理不过是我们关于什么是真的共识，我们关于什么是真的共识不过是一种社会和历史状态，而并非科学和客观的准确性。"

医疗存在风险性。诊断有风险——误诊、创伤；用药有风险——不良反应、剂量耐受差异、过敏；手术有风险——麻醉、出血、损伤、感染等。风险在于疾病复杂、认识局限、技能受阻，也有责任心和经验不足。医疗是服务，是特殊的、极大风险的服务，这些因素将医学推向尴尬，使医生陷入无奈。

没有失误也可能失败，没有失误并不意味着成功；医学科学要有勇气对一般的方法、期望或要求，有正视和颠覆的襟怀和胆识。

二、医生要加强人文修养的培养

现今的医学模式是生物—心理—社会医学模式，要求医生将科学与人文交融：完备的知识基础、优秀的思维品质、有效的工作方法、和谐的相互关系、健康的身心状态。

医生要加强人文修养的培养，包括：如何看待自己，如何处理自己和病人的关系，如何提升和完善医生的品格、作风、技术能力，还有人格魅力。

本人提出几点建议。

第一，学点文学。科学求真，艺术求美，医学求善，真善美是做人的追求，更是一个医生的义务。文学的情感，音乐的梦幻，诗歌的意境，书画的神韵常常会给医生疲惫的头脑及枯燥的生活，带来清醒和灵性。科学的顶峰是艺术，艺术的永恒在科学。医学是改善人生、完善人生的艺术，体现美的追求和创造。

第二，医生要有哲学的理念。专业与技能的学习和提高是必要的，人文修养与哲学理念具有根本性和终身性，不要把自己限定在一个狭窄的领地内，我们要学习得更多。完美的手术决策占75%，技巧占25%，决策是思维、判断和设计。

第三，医生还要有仁性。医生要讲四性：仁性（仁心、仁术，爱人、爱业）；悟性（反省、思索，推论、演绎）；理性（冷静、沉稳，客观、循证）；灵性（随机、应变，技巧、创新）。

我们要敬畏生命，每个人只有一次生命；我们要敬畏病人，他把生命交给我们，他是我们的老师；我们要敬畏医学，医学是未知最多的瀚海，是庄严的事业；我们要敬畏自然，她不是神灵，她是规律和法则。当今社会的弊病之一就是不知敬畏：恭敬、尊重与感恩，法律、道德与自律。

三、回归医学的本质

强化以人为本就是强调医学的人性。医学的另一个特点或者本质，就是人性。医学的对象是人，活生生、有思想、感情、意识与意愿，生活在社会、家庭中的人。身体素质、生理心理都不尽相同，个体差异很大。知识给予的"对号入座"常常"找不到位"，同一种疾病，不同的病人状况不一样。医生与病人的感受不同，病人按照自身体验看待功能障碍或者问题，医生按照医学规律去审视病情决定处理方案。医生对知识的阅读、学习和发现、印证及临床实践，实际上都是对另一个生命体的悉心体察和情感交流。医生与病人的价值观不同，对于治疗医生更想减少复发和进展，这是相对的；病人更想减少副作用和痛苦，这是绝对的。医学特别是临床医学，当然是一种技能，而且是比较特殊且复杂的技术。但医生与病人都要理解医学是一种技能，但绝不仅仅是一种技能。科学技术的飞跃发展，极大地推动了医学的进步，甚至改变了医疗的思维观念、路线方法，提高了诊断和治疗水平。

回归医学的本质和对象，"那里的医疗技术很发达，但我担心这些仪器设备可能成为医生和病人的障碍"林巧稚大夫在阔别30余年后重访美国回来如此说。她还告诫医务人员，"医生要永远走到病人的床边去，做面对面的工作，单纯的或仅仅依赖检验报告做医生是危险的"。病人在医院里，应该是在温馨的关怀中接受治疗，而不是在冷漠的流水线上，或者机械的程序中接受治疗。

临床医生对待新技术要正确认识、正确对待、正确理解、正确应用，始终把临床实践放在第一位，把对病人的关爱放在第一位。临床工作的三条基线：心地善良，医生给病人开出的第一张处方是关爱。心路清晰，从复杂的现象中清理出诊治方案。心灵平静，在遇到各种难治的疾病、各种难处的病人时，要学会平静处理。

在医患关系中，我们的一启齿、一举手、一投足都应当表达我们对病人的关爱与负责，不仅仅注重疾病过程，更应考虑病人的体验和意愿。"我们常常无法去做伟大的事，但可以用伟大的爱来做些小事。"我们呼吁："医生和病人是一个战壕的战友，双方的关系是合作与友爱，共同战胜疾病！"

我的人文始源

人文，当然有广泛而深刻的含蕴，不仅包括文学、艺术修养，还有思想观念、品格作风、道德准则和人际交往等。应该是从青少年时期就开始塑造成形的。

我要感激我中、小学的老师和学校的教育，感激父母以身作则的熏陶。读书是重要的教育。凡是我要买书，父母从不问什么书、多少钱，"买去就是了"。我小学四年级已经读完《说岳全传》，至今都可以说书，虽然比不上刘兰芳，但资料的掌握可能不在其下。初中时，《水浒传》《三国演义》的故事可以倒背如流，不太喜欢《西游记》，认为那是只要看看皮影戏就可以了的。《红楼梦》是偷着读的，怕父母不高兴。毕竟年少，也是懵懵懂懂，不甚了了。

高中时，开始接触外国文学，主要是俄国文学、英国文学，觉得很有意思。并开始写作散文、诗歌，还得以发表，而且有不菲的稿费，这对当时小青年的我也是一种激励。在学校里，也算小有名气的文学青年，我们还办了小报和黑板报，那是最初的文学和编辑训练。这时我接触了哲学，冯定的《平凡的真理》是我喜欢并熟读的，记了一整本的读书笔记。高中毕业时真想报考北大哲学系，但当时考哲学系是要加试数学的，自觉数学没有把握，才打消了这个念头，学了医。

大学的医学课程死记硬背的居多，对我不构成压力。上课可以用钢笔隶书做笔记，还经常在下面看泰格尔的《游思集》《飞鸟集》等（后被同学"告密"，以不遵守课堂纪律为由，罢免了团小组长职务，但他们却抢着抄我的笔记，因为记得全面，字又好看）。我不太愿意看小说，喜欢散文和诗歌，特别是鲁迅的杂文，可以说是巨爱。不看巴金的《家》《春》《秋》爱情三部曲之类，觉得看看电影足矣。看电影也不会流泪，觉得没有《西厢记》《梁山伯与祝英台》或者《罗密欧与朱丽叶》感人。周末只有周日，绝不看医学教科书，要到省图书馆待上一天，浏览全国各地的晚报，喜欢北京的"三家村"，广州的秦牧。

毕业之后，工作繁忙，没有那么多时间，看那么多书了，但"闲书""杂书""没有用的书"还是坚持要看的。好在现在看的书虽少了，但思考的问题却多了，不仅仅是一个"阅读者"，更是一个"思想者"。做摘要，写感言，发议论是这个时期的读书习惯，后来这些读书笔记和思想杂感，成为我的"知识的篮子"，竟达百余册，或许是敝帚自珍，却真是我的思想轨迹和珍藏宝贝呢！

很难说是人文修养历程，学校和家庭教育，只是个条件，关键是自己的阅读与思考。不要把自己囿于一个狭小的领地里，所谓"读破万卷书，行走万里路"。路漫漫其修远兮，我将上下而求索。活到老、学到老、修到老。

把生殖内分泌学和妇科肿瘤学整合起来

　　我们常说，生殖内分泌学是妇产科学的内科学基础，妇科肿瘤学是妇产科学的外科学和治疗学基础。

　　我们应该把妇产科学中的内外科学结合起来，把动脑和动手结合起来，把临床与基础结合起来。即应该把生殖内分泌学与妇科肿瘤学整合在一起，形成一个边缘科学，一个亚学科。

　　及此，我们会涉及内分泌障碍引起肿瘤，肿瘤产生内分泌功能，肿瘤的内分泌治疗，以及在肿瘤治疗中，对女性生理和生育功能的考虑和保护等。

一、内分泌障碍可以诱发肿瘤

　　高血压、肥胖、糖尿病内科"三联征"是 I 型子宫内膜癌主要的高危因素，根本在于内分泌和代谢异常。雌激素依赖性疾病，如子宫肌瘤、子宫内膜样癌、子宫内膜异位症、子宫腺肌病等，都和高涨的雌激素持续刺激和缺乏孕激素调节有关。最为典型和重要的是多囊卵巢综合征（PCOS，尽管命名不断改变）与肿瘤关系尤为密切。PCOS患者发生子宫内膜癌的风险增加2.7倍，其一生发生子宫内膜癌的风险达9%，而普通妇女患癌风险只有3%。50多年的观察证实，40岁以下的子宫内膜癌患者中，约1/4是PCOS患者。我们业已发现在乳腺癌治疗中三苯氧胺的应用可以诱发子宫内膜癌。性发育异常是某些肿瘤的高发因素。不正常子宫出血，特别是围绝经期、绝经后出血是罹患生殖道肿瘤的"危险信号"，至少应该除外肿瘤。

二、某些妇科肿瘤具有内分泌功能

如曾被称为"男性化瘤"和"女性化瘤"的卵巢性腺间质肿瘤，如颗粒细胞、泡膜细胞瘤、环管状性腺间质肿瘤等。它们可产生雌激素、孕激素和雄激素，尽管我们现在完全依赖组织学诊断，而不以分泌的激素做分类。由于雌激素的强度差异，泡膜细胞瘤并发子宫内膜癌的概率是颗粒细胞瘤的4倍。有一种特别类型的透明细胞瘤可以产生甲状腺素，从而引起高钙血症，所谓"异位内分泌综合征"或"副激素综合征"。这时，这些内分泌激素或生化指标即成为某些肿瘤诊断、鉴别诊断以及治疗后随诊的"肿瘤标志物"。

鉴于上述内分泌和肿瘤的相互关系，形成了一种新的治疗，即肿瘤内分泌治疗学。有从垂体水平的，如促性腺激素类似物激动剂或抑制剂（GnRHa）治疗雌激素依赖性疾病或肿瘤，高效孕激素可以对早期子宫内膜癌施行保守性治疗。强有力的材料证明，口服避孕药对于卵巢癌的发生有保护作用，并随治疗期限的增加而增加，可能与抑制雌性腺激素释放有关。孕激素对晚期卵巢癌患者，可增加食欲、改善症状及减少腹水。最近的资料提示，应用二甲双胍对于子宫内膜癌和乳腺癌均有预防作用。

三、在生殖内分泌和妇科肿瘤的相互关系中，卵巢居于重要地位

一方面，卵巢是女性生殖内分泌的"轴心"，对生长、发育、生育、健康生活起关键作用，故"卵巢虽小，干系甚大"。另一方面，卵巢又是组织学构成复杂，容易遭遇病变，特别是发生卵巢肿瘤的场所，所谓"是非之地"，可以长出身体最大、种类最多的肿瘤，卵巢癌是死亡率最高的女性生殖道肿瘤。真是"成也卵巢、败也卵巢"！正因为如此，我们应正确地认识卵巢和卵巢疾病、保护卵巢和防治卵巢疾病。

一个重要的决策是对于卵巢肿瘤本身的卵巢处理，根据肿瘤的性质、期

别及受累程度加以分别。对于子宫内膜癌、子宫颈癌手术时的卵巢去留亦有不同，除了按规范化原则外，应有个体化考虑。化疗中，特别是年轻患者卵巢的保护（如GnRHa的应用）；放疗中，卵巢的保护（如卵巢移位及屏蔽），都是治疗人性化的措施。

这次召开了一个专门的"内分泌与肿瘤"学术会议，对上述问题进行深入讨论，或者形成一个深入讨论的良好开端。为今后研究打下了一个基础，为这一亚学科队伍集结了一批骨干。

（本文发表于《中华妇产科杂志》2017年第3期，为郎景和院士为2016年11月召开的"2016协和实用妇科内分泌与肿瘤高峰论坛"所作贺词。）

后奥斯勒时代的思考

伟大的医学家、医学教育家威廉·奥斯勒（William Osler. 1849—1919）逝世恰值100周年，我们纪念他，我们学习他。

如果说，几年以前，中国医界并没有热议他，那么现今，中国医生都会崇敬这位伟大的医生——因为他的卓越思想和巨大贡献。

奥斯勒有着平凡而伟大的一生。他1849年7月12日生于加拿大安大略省，父亲是牧师，他虽然没有继承父业，但幼年自然的浸染和人性熏陶，促成其从医的兴趣、志愿和品格。后来他进入多伦多大学医学院及麦吉尔大学医学院学习。毕业后游学行医于欧美诸国，1889年进入美国约翰·霍普金斯医院，成就医学巨将。1905年6月举家迁至英国牛津，钦定牛津大学教授，并被授予爵位。1919年12月29日去世，享寿70岁。巨星陨落，举世悲恸！

一百年过去了，一个世纪开始了，奥斯勒所点数的医学，真切而深刻，至今更加熠熠生辉，这就是"医学实践的弊端在于：历史洞察的贫乏、科学与人文的断裂，技术进步与人道主义的疏离"。

这也是后奥斯勒时代的警世鸣钟！

一、奥斯勒的人文思想是医学本源

奥斯勒一贯强调人文关怀或人道主义是医学的本源或医疗的精髓。医学的诞生、延续和发展始终是人类善良情感和互助行为的表达，而不仅是知识技术的展现。从洪荒时代到文明社会，尽管科技替代了原始，数字化代替了面对，但人文关怀是医学不变的内核，诚如人的心脏，仁爱、慈悲、友善、互助是永远跳动的节律。

医学，或医学的发展，总会涉及人与自然、社会和环境，涉及医生与公众、患者和关系，奥斯勒早已有言"人对人所加诸的不人道，远远超过看似自然对人类的暴行"。"医患之间应该是交流的、友善的、融洽的"。

科学与人文永远不应割裂！

在技术快速发展，且人工智能、机器人、基因技术等愈加发力的未来，医学将会发生什么样的变化？可以设想这样的场景。

如果有一天，病人进入医院，经"无人分诊台"，像是通过"海关"，按着自动传送带将其送入手术间，由两个真正的机器铁人来施术。之后，在流水线上完成各种实验室检查，超级电脑经行检查和处理。整个过程见不到一个医生和护士，哪怕直到咽下最后一口气——驾鹤西去。

这是多么现代化、自动化的医疗过程！？

但医学不等于冷漠。医院不能没有温度，医院不是冰冷的流水线，也不是机械加工厂和修配厂。

这不是奥斯勒和医学大师们所期望的医学和时代。或许，这是未来的科学，但不应是未来的医学。我们似乎生活在一个功利的、浮躁的和情绪化的社会里，我们或许已经忘却古今中外经典中的高贵自恃、信念坚守和真诚友善。因此，在科学如此发展的当下，尤其需要一种人文的再教育。

二、奥斯勒的哲学理念是医学命脉

奥斯勒之所以成为医学大师有赖于他深刻的哲学理念，并庇荫于后人。从奥斯勒诸多的讲演、书著中，可以追溯到他对古代哲学家的推崇、赞美、接受和发扬，他甚至被誉为"收藏家的思想"，如对柏拉图、苏格拉底、阿斯克勒庇俄斯等，但我更愿意称奥斯勒本人就是伟大的"医学思想家"。

奥斯勒再三张扬阿氏的名言"哲学始源于医学，医学归因于哲学"。奥斯勒全面阐述医学发展的哲学理念，如医病的整体性（局部与全面、肉体与精神）、医学的局限性（认知的局限、技术的局限）。

也许，我们会认为现今的科技进步使我们对人体、对疾病、对防治的认知已经达到了洞悉全部的程度，我们在追求"消除病患、长生不老、智人智神"。其实，真理总是相对的，认知终归是有局限的。西医的先天性缺陷是过于注重局部，而忽略全局和整体，又使机械性重于辩证法。分子生物学、遗传学使我们对微观世界透析渐深，却又囿于此而模糊了宏观；科学技术、智能制造使我们省心灵动，却让数据遮盖了我们的眼睛和心智。医学家成了纯科学家，成了操纵机器的匠人。无论是遗传学的代系纵性分析研究，还是免疫学的网络横性分析研究，都应将内因和外因、自身和环境，相互联系、相互作用、相互转化，才是现代医学的命脉与出路。

由此可见，奥斯勒哲学思想的现实意义是，以哲学的思想方法、思维方式，以整体的、辩证的理念树立我们的现代医学方法论。以此，为每个病人设计一个"决策树"，而不是采撷一片枝叶误作"天下秋"。

现今，或者尔后的趋势，可能产生的医学研究偏向是重基础、轻临床。医学研究，包括临床研究、临床基础研究和基础研究，这三类研究都很重要。且不要以为基础研究才是科学研究、才是高水平研究、才是创新性研究。应该提倡、重视、加强临床研究，更强调基础与临床的结合和转化。奥斯勒的名著《医学的原理和实践》值得再读；2010年欧洲肿瘤大会（European Society for Medical Oncology，ESMO）的口号是"好的科学，好的医学，更好的实践"，值得深思。

三、奥斯勒的技术论述是医学的指南

奥斯勒是约翰·霍普金斯医院"四大台柱"。晚年在牛津，他的家门仍然热情地向市民开放，辛勤工作。我在他的故居，看到他密密麻麻的门诊登记表。奥斯勒重视临床实践，强调"任何疾病的表现都是千变万化的，犹如病人不同的面孔，不可能完全相同。疾病本身如此，病人独特性又在其中，于是病症大异，唯有其趣"。医生不竞争、不喧嚷，扶伤、救苦、治病是为天职，只用知识、技术、爱心、能力与正直去承担最艰难的工作"这些话至今都掷地有声！

他提出的"临床医生的三条基线：心地善良、心路清晰、心灵平静"永远是我们工作的座右铭。于此，我愿意用"敬畏"，这是个很好的词：我们要敬畏生命，生命属于每个人，只有一次而已；我们要敬畏病人，他们把生命交给我们，是我们最好的老师；我们要敬畏医学，医学是未知数最多的瀚海，是庄严的事业；我们要敬畏自然，她不是神灵，她是规律和法则。

当代科学技术的飞跃发展，极大地推动着医疗技术的进步，甚至改变着医疗的思维观念、技术路线和实施方法。它在提高诊断治疗水平的同时，也可能模糊了疾病的图景、施治的方案，甚至医学的目的。还有所谓新观念、新技术理解与使用的不当，滥用与"异化"，以及在商品社会中非医疗因素驱动造成的技术扭曲。

一方面，作为医者，或者患者，会更相信和依赖实验报告、仪器检查，而忽略对话与交流、关爱与信任。医生的心智会"板结"和"沙漠化"，病人的意念会"孤独"和"迷茫"。因为双方都可能模糊了"谁是我的医生""谁是我的病人"，或者可能模糊了"这里是医院？""这里是作坊？"——那是多么令人担忧的情景啊！

另一方面，离开了哲学指导或者背离于哲学理念的技术发展和医学进步，

堪忧堪虑。人们对科学技术的轻信和对自然斗争的"胜利"的得意，可能是一种盲目乐观和自杀行为，人们对医学科学进步的吹嘘，也可能是自欺欺人。

奥斯勒说："医学是个不确定的科学和可能性的艺术。"我想可能是，知识的无限可能、科技的无限可能、精准的无限可能、你我的无限可能。然而，无限者，有限也；可能者，不可能也。

这就是我们面临的后奥斯勒时代！或者是如何善待的思考。

奥斯勒作为医学家有很多令人钦慕的故事。子宫内膜异位症是现今常见的妇科疾病，但在一百年前并不是常见病。可是就在那个时候，奥斯勒居然说出了"懂得了子宫内膜异位症，就是懂得了妇科学"。

可以说是深刻睿智、振聋发聩！

一位内科医生说出了一百年后让我们妇科医生领悟、深省的道理，尊崇诚服之余，甚至有些羞赧汗颜。

这还告诉我们，伟大的医学家一定有伟大的思想，这种思想是哲学深邃的、科学卓见的、辩证演绎的，而不是狭隘的、局限性、固定的。这应该是我们做个好医生的基本思想品质。

这还告诉我们，伟大的医学家一定有伟大的爱心，这种爱心是广泛的、深切的、伦理的，而不是单一的、肤浅的、悖逆的。这也应该是我们做个好医生的基本性格特征。

在新时代，医生要做科技潮流冷静的整合者、哲学与人文积极的实践者，不光要有对知识和技术的渴望，对真理的追求和理解，还要有对人的善良、同情与关爱，以及用毕生力量改善人与社会健康的智慧。

（郎景和在2019年中国医学人文大会上的讲话。）

再读《希波克拉底誓言》

对一个在资源不足的卫生服务中心工作的焦头烂额的医生来说，"不伤害"意味着什么？是否意味着保护病人免受潜在的政策伤害，例如年轻医生为了保护患者而置急诊工作条款于不顾？是否意味着对所有潜在风险的患者均提供预防性治疗？是否意味着所有治疗都需要合理证据的支持，或是依据循证医学证据提供最好的治疗？

千百年来，医生们依据著名的希波克拉底誓言，想方设法地为患者提供最佳诊治。随着近50年现代医学的快速发展，我们越来越关注如何作出更有利于患者的决策，孰可为孰不可为。现今，这些问题似乎愈加扑朔迷离，盖因对患者治疗的概念已转变为早期诊断、早期干预，尽可能减少未来的风险，减少对患者生活质量的影响。

在这个被行为规范和循证学指南所主导的时代，有些医生认为希波克拉底誓言不再重要。

凯西·奥克斯托比（Kathy Oxtoby）发表了关于现代医生如何看待这个2500年前希波克拉底创造的誓言的看法。有些人认为，在这个被行为规范和循证学指南所主导的时代，希波克拉底誓言已不再重要。但也有人认为，宣读誓言象征着医学职业生涯的开始，标志着在身份上由学生转变为医生。对其他人来说，这份誓言能够时刻提醒着医学的核心理念，提醒我们反省、思考以及坚守职业准则。

对现在的医生来说，希波克拉底誓言是否仍然有用？

凯西·奥克斯托比说，对于这个古老誓言在现代社会的意义，有许多不同的观念。现在是时候再次思考这个誓言的内容，或是否仍然需要被使用（不管任何版本）。

"我以医神阿波罗、阿斯克勒庇俄斯、许癸厄亚、帕那刻亚以及诸神的名义宣誓，我将尽我所能和判断力履行誓言、坚守此约。"这是2500年前撰写的希波克拉底誓言最重要的一段文字。这个誓言长久以来一直反复被医生宣读，要求宣誓者以治愈之神起誓，保证坚守特定的医学标准。

有意义，有纪念价值，还是无足轻重？

有些医生认为这个誓言是人生进入另一个阶段的仪式，有些医生不记得自己是否曾说过这个誓言，而另一部分则认为这个誓言已无足轻重。但无论医生如何看待它，这个誓言依旧能引发讨论，促使宣誓者思考何种誓言最能够代表他们的职业准则，或是否仍然需要进行宣誓。

医学院的学生通常在毕业时宣誓，但英国对此没有标准流程。比如亚伯丁大学和敦提大学采用的是改良版本，而布里斯托尔大学则在毕业时全体宣誓"布里斯托尔约定"。

世界范围内也有多种希波克拉底誓言的修改版本。比如美国采用的是20世纪60年代的改良版本，而巴基斯坦的医生则采用原版。医生们对于毕业典礼上宣誓的回忆也各有不同，有些虽然不记得具体宣誓的内容，但仍清晰记得这个人生重大仪式带来的感受。

大卫·詹姆斯（David James）是皇家儿科与儿童健康培训委员会主席，他于2006年获得医师资格。虽然他不记得宣誓的是哪一个版本的希波克拉底誓言，但记得这是"医学生涯一个严肃而恰当的开始"。

德吉·贾耶希米（Deji Jaiyesimi）是在科尔切斯特工作的第3年儿科专科医师，他不记得自己是否在5年前的毕业典礼上宣誓过，但他记得在典礼上曾讨论过作为一名医生的期待。他说："这并不仅仅是一个仪式，它让我觉得我正在踏入一个专业的领域，并且我需要尽我所能去支持患者，这个体验振奋人心。"

斯嘉丽·麦克纳利（Scarlett Mcnally）是东苏赛克斯的一名整形外科咨询医师，她1989年从剑桥大学毕业时并未宣誓希波克拉底誓言，她说"因为当时并不认为这个誓言有多重要"。然而，她在布莱顿医学院的教学工作则强调，宣誓对医生来说是一个非常有价值的体验。她说："学校的毕业典礼非常动人，所有即将成为医生的毕业生将在朋友和家人面前宣誓。这个象征非常美妙，它代表了我们进入一个新阶段，进入一个全新的领域，也代表了你的责任和他人对你的期望。"

大卫·沃里纳（David Warriner）是皇家医学院的临床医生，他认为希波克拉底誓言是道德的指南针。他说："它能在你不知所措时给予帮助。它能带来自豪感，在广泛领域的医学实践中帮助你设定目标，并提醒你在每一个医疗决策中永远将患者置于首位，尽管有时我们会忘记。"

对沃里纳来说，这个原版的誓言仍然能够带来共鸣，尤其是这一段："我将杜绝伤害和恶作剧"，这段通常也被缩写为"无损于患者"。他说："对我来说，这段话充分代表了不要过度诊断、过度治疗，与患者充分沟通每一个决定。"

他觉得1964年版本中加入的一段话也非常有意义："我将牢记，我不是在治疗一张体温单，或一个肿瘤的生长，而是在治疗一个生病的人。"他说："当我在教导年轻人如何帮助患者时，我会提醒他们，患者是一个完整的人而不仅仅是化验单。"在这个信息时代，修改过的希波克拉底誓言依旧充满价值，尤其当它要求医生宣誓："我会尊重患者向我吐露的秘密。"沃里纳以医生将患者照片发布在社交网络上举例，"这是一个公共的空间，所以请尊重患者，并换位思考，如果这是你的父母你可能就不会这么做了"。

对于原版誓言来说一个最大挑战是医学的不断发展，与此同时人们的价值观和信仰也在变化，原有的一些中心思想可能已不适用于现在。对部分人而言，希波克拉底誓言仍然是实践的最佳指导，但另一些人觉得医学总会（General Medical Council，GMC）的临床实践指南似乎更有用。

朱迪斯·哈里森（Judith Harrison）正在加的夫进行临床学术培训及精神病学第4年专科培训，他虽然赞赏希波克拉底誓言的历史价值，但认为GMC指南的地位已经超越了希波克拉底誓言。她说"这个誓言是医学伦理发展的最好见证，但GMC的实践指南更为详尽，经过了案例法和听证会的考验，且定期更新"。医生对于专业性誓言的意义持有多种不同看法，也是时候开始思考自己的誓言应该是什么样的，或是否还需要进行宣誓。

苏·贝利（Sue Bailey）是医学皇家学院主席，她积极推崇希波克拉底誓言。她说："誓言会提醒你为什么你要学医，你每天需要做什么。当处理工作压力时这个誓言能够起到压力阀的作用，在你与誓言背道而驰时提醒你以降低风险。"但她也说，现在是时候对医生们的誓言的形式内容进行一次充分全面的沟通。"我们在肯定希波克拉底誓言的意义的同时，也需要考虑事物的变化性，"她说，"可以试想一下100年后希波克拉底誓言会变成什么模样，现在的基本原则能否经受住时间的考验。"

部分临床医师认为医生根本就不需要宣誓。克莱尔·杰拉达（Clare Gerada）是伦敦的一名全科医师，她说"我不认为医生需要进行任何宣誓。我们既不是王室也不是神父，只是正在工作的医疗从业人员，受到法律和GMC的管理"。她希望看到"适合我们这个变化、转化的时代的新章程"。她补充道："我们需要对自己作为一名医疗从业人员的角色和责任更为诚实，并将其延伸。医生不应被期望为患者贡献生命，或将患者置于首位。我的意思并不是医生在值班时可以抛弃患者，而是希望政策制定者莫期望医生牺牲自己的全部、死于工作岗位"，她建议草拟一个患者和医生能够共同签署的章程，保证明智的使用医疗资源。她说："这个章程不仅适用于医生，更适用于所有人。"

但另一方面，沃里纳则建议经验丰富的医生可以考虑进行再次宣誓。"类似再次进行结婚宣言，是一个重新确认永远将患者置于首位的信仰的机会，这个信仰至今仍然十分准确。"

这个誓言通常被认为是希腊科斯的希波克拉底所做，他是医生、教师，被认为是医学之父。但这个誓言的真实作者已不可考，或可能有多个作者。随着希腊政权的衰落，希波克拉底学校的影响也逐渐衰退。这个誓言在接下来的2000年里隐退在历史的洪流中。直至中世纪，基督学者再次发现了这个誓言，并在1508年再次用于威滕伯格大学的典礼上。1750年，希波克拉底誓言被翻译为英语和其他欧洲语言，并在接下来的数个世纪被毕业的医生们反复诵读。

随着医学实践的变化，这个誓言也几经易稿。最著名的版本是在1948年由世界医学协会（Word Medical Association，WMA）撰写的，被称为日内瓦宣言。WMA在二战后肩负起为全世界医生设立伦理指导指南的责任。该机构撰写的誓言中最突出的一点是包含了下述内容：我不会任年龄、残疾、宗教、人种、性别、国别、政治归属、种族、性取向、社会地位或其他任何因素影响我的责任和我的患者。

20世纪60年代，原始的希波克拉底誓言再次由美国塔弗茨大学医学院学系主任路易斯·拉萨尼亚（Louis Lasagna）修改。拉萨尼亚的版本是一个现实主义的版本，没有以上帝或其他神祇为名义起誓。

理查德·赫克斯特布尔（Richard Huxtable）是医学伦理与法律学教授，也是布里斯托尔大学社会和社区医学院医学伦理中心的主任。他对于布里斯托尔医学院学生自己的誓言是这么理解的："布里斯托尔的伦理中心成立于1996年，它的第一任指导教授是阿拉斯泰尔·坎贝尔（Alastair Campbell）。他接触了一些乐于创新的医学生，并与他的同事们一起创作了这个毕业时共同宣誓的誓言。"

"这基本上是教工和学生的主动创作。这个'承诺'创作的初衷是挖掘能够指导毕业生职业生涯的价值观。"

"20年来，宣誓这个承诺始终是一整个学年里最有价值的瞬间之一。学生们在教工的陪同下于学业起航时初次宣誓，并在毕业时再次更为庄严地重复誓言。"

"这个承诺的价值包括：道德，诚实，保密，关注公众健康。"

"我会邀请同事们关注学生们宣誓时的需求，作为一个未来的职业工作者更需要什么。有些认为现在的誓言已足够，但也有学生会注意到誓言中变动的部分，并理解随着医学实践的变化，誓言的内容也可能会与时俱进。"

"同时，你也必须承认有些核心价值对医学实践至关重要，比如保护隐私、避免伤害、尊重人权。"

"最关键的一点是要保留原版誓言的核心价值，同时着眼于未来。"

"我们每年都会告诉学生这个承诺演变的历史，它不是一个被动施加在我们身上的东西，而是学生和教工们共同创作的结晶。"

"每年带领学生进行宣誓都使我倍感荣幸。"

科兹摩·霍尔斯道姆毕业于1971年，是皇家精神病学会的专科医生。他第一次听到希波克拉底誓言是在医学院的公共休息室。他虽然没有参加毕业典礼并和同学们一起宣誓，但他仍然坚信该誓言。他说："这个誓言让我想起医学源远流长的传统，它从古老的神话故事中走出，自远古时代起不断演化，延续这项光荣的传统非常重要。"

他认为原版希波克拉底誓言的问题在于"它的许多内容已不适用于这个时代"。他举例，誓言中针对内科医师的部分包括"我将不会切除"，在现代医学领域这个承诺已没有意义。另一个内容是"我将不会给妇女放置子宫托以终止妊娠"，许多医师现在已不再拥护这一观点。

然而，霍尔斯道姆（Hallstrom）推崇1964修改版本的希波克拉底誓言，尤其是誓言最后一段说：遵循职业传统进行工作，尽可能帮助寻求帮助的病人，并对此倍感愉悦。

（本文为2019年召开的"《希波克拉底誓言》过时了吗？"
讨论会发言。）

重视罕见病的诊治和研究

一、罕见病的定义、概念和意义

2019年2月28日我们迎来了第12个世界罕见病日。第一个罕见病日是在2月29日举办活动，彰显疾病的少见，但随着其概念深入人心，目前已将2月的最后一天作为纪念日。今年的主题是"搭建健康和社会关怀的桥梁（Bridging Health and Social Care）"，目的是强调罕见病不仅仅是健康问题，也是社会问题。

罕见病是指流行率很低、很少见的疾病，多为慢性、严重性疾病，常危及生命。目前罕见病尚无统一定义，欧洲罕见病组织（EURODIS）将罕见病定义为患病率低于1/2000的疾病，而美国则定义为患者人数少于20万的疾病。世界卫生组织则将罕见病定义为患病人数占总人口0.65‰～1.00‰的疾病。估计全球有3亿罕见病患者，7000多种罕见病，占人类疾病的10%。约有80%的罕见病由于遗传缺陷引起，约50%在出生时或者儿童期即可发病。罕见病常进展迅速，死亡率很高，对罕见病有效治疗药物不到1%。各国对罕见病认定的标准存在一定差异，这与其罕见病药物研发的激励政策及罕见病诊疗费用的覆盖范围有关。以罕见病作为主题词在PubMed进行检索，至2019年5月18日，可获得9844篇文献（https：//www.ncbi.nlm.nih.gov）。

全球范围内对罕见病研究和药物开发的热情日益高涨。包括中国在内的多个国家均开展了单病种或多病种的罕见病注册登记研究。过去30年间大约3500种单基因遗传性罕见病相关基因已得到明确，几乎全部单基因遗传性罕见病的致病基因将在2020年前得到定位。罕见病治疗药物研发成为罕见病与常见病药物研发的重要组成，2016年，约41%的获批新药（美国食品药品监督管理局，FDA）为罕见病治疗药物。同时，"孤儿药"（罕见病药）市场也快速增长，市场份额快速提升。罕见病研究与诊疗的巨大社会意义、科学价值及效益都得以体现。

近年来，我国在罕见病诊疗、药物上市方面均有新政策出台。同时以中国罕见病发展中心为代表的一系列罕见病患者组织的成立，为罕见病患者提供了多维度社会支持，并推动了罕见病立法。2017年中共中央办公厅、国务院办公厅发布的《关于深化审评审批制度改革鼓励药品医疗器械创新的意见》中，提出支持罕见病治疗药品及医疗器械的研发。2018年6月25日，国家卫生健康委发布《关于公布第一批罕见病目录的通知》，纳入了121种"常见的"罕见病。2019年2月15日，国家卫生健康委办公厅发布《关于建立全国罕见病诊疗协作网的通知》，决定建立全国罕见病诊疗协作网。遴选罕见病诊疗能力较强、诊疗病例较多的324家医院作为协作网医院。2019年2月27日，由国家卫生健康委医政医管局主办，中国罕见病联盟、北京协和医院承办的《罕见病诊疗指南（2019年版）》发布会在北京召开。科技部"十三五"国家重点研发计划"精准医学研究重点专项"启动了"罕见病临床队列研究"与"中国人群重要罕见病的精准诊疗技术与临床规范研究"等课题，启动了首个全国性罕见病注册登记研究。作为全国疑难重症诊治中心，北京协和医院牵头此项罕见病临床队列研究，以中国国家罕见病注册系统为平台，联合20家国内顶尖教学医院，登记研究50余种至少5万例相关罕见病例，建设多组学数据库与多中心临床生物样本库，吹响了攻克罕见病的集结号！

二、妇产科学中罕见病的特殊重要性

妇产科学是有关人类生殖、发育的重要学科，和罕见病有异常密切的关系，应该成为罕见病研究的重镇和前沿。目前妇产科学中的罕见病主要集中于出生缺陷、生殖道畸形、性发育异常和妇科肿瘤等。

（一）出生缺陷相关的罕见病

全球低收入国家的出生缺陷发生率为6.42%，中等收入国家为5.57%，高收入国家为4.72%。我国是人口大国，也是出生缺陷高发国家。根据2012年9月发布的《中国出生缺陷防治报告（2012）》统计，目前我国出生缺陷发生率在5.6%左右，每年新增出生缺陷数量约90万例，其中出生时临床明显可见的出生缺陷约有25万例。根据世界卫生组织估计，全球大约1/4的出生缺陷与遗传因素有关。在2018年公布的第一批罕见病目录中，就包括了相当多数的代谢性疾病和遗传性疾病。其中最为人熟知的苯丙酮尿症，是一种苯丙氨酸代谢酶缺陷导致的出生缺陷。尽管该病的产前诊断技术还不够成熟，对结果的诠释和应用尚需谨慎，但是该病的新生儿筛查和干预与治疗已经相当成熟。其他我们熟悉的疾病还包括常染色体隐性遗传疾病，如范可尼贫血、同型半胱氨酸血症、先天性氨基酸代谢障碍苯丙氨酸血症、异戊酸血症等。随着母胎医学、胎儿手术学、游离DNA在内的无创产前技术以及二代测序技术的进步，这些疾病的产前诊断和筛查技术日渐进步，为罕见病的防治提供了助力。

产前诊断和母胎医学作为罕见病诊疗的开路先锋，在罕见病临床和科研体系中占据极其重要的地位，相关研究方兴未艾。从事罕见病研究的专业都不能绕开，譬如，近来日益成熟的游离DNA检测技术为大量罕见病的产前筛查提供了有效、安全和具备卫生经济学的方案，包括肺囊性纤维化、血友病、镰状细胞性贫血，以及21-羟化酶缺乏症在内的X-连锁隐性遗传基因病等。

游离DNA检测还为妊娠女性筛查罕见肿瘤提供了有价值的资料。

（二）生殖道畸形相关的罕见病

女性生殖道畸形是涉及外阴、宫颈、子宫体、输卵管的一大类先天性解剖与结构异常，且常合并生殖道以外的器官畸形。由于中肾旁管（又称米勒管、副中肾管）发育与中肾管（沃尔夫管）等泌尿系发育在胚胎早期密切相关的发育缺陷。总体上包括两大类：性腺分化异常相关的生殖道畸形，以及散发的畸形和相关综合征，我们正在寻找明确的遗传证据。其中以先天性子宫阴道缺如综合征（mayer-rokitansky-kuster-hauser，MRKH综合征）最为有名，最为常见。MRKH综合征指的是一组正常女性外生殖器发育以及正常退化的中肾管，但是中肾旁管发育异常的生殖道畸形症候群，包括子宫、宫颈和上2/3阴道的发育不良或缺陷。MRKH综合征可以是纯粹的生殖道畸形（Ⅰ型，也叫做Rokitansky综合征），也有累及其他器官的情况（Ⅱ型，和MURCS相关的，即中肾旁管、肾脏、颈胸部和体节异常），最常见的是肾脏、输尿管畸形，少见情况下还会累及肢体、头颅、心脏和中枢神经系统（听力异常）。MRKH综合征发生率为1/4500～1/5000女性新生儿，完全属于罕见病的范畴。既往认为MRKH综合征是一种散发畸形，但是越来越多家族病例提示该综合征可能有遗传学病因。

生殖道畸形有很多分类，对女性的生育、精神心理和性生活质量造成严重的影响。遗憾的是第一批罕见病目录并没有收入生殖道畸形。其原因可能系：疾病预后相对良好、相关的遗传分子机制不多、遗传学病因不强、产前诊断不足，以及有逐渐成熟与共识的诊治手段。这也反映了罕见病研究领域的某种误解和偏见。有趣的是，在2013年，一位35岁的先天无子宫的女性（Rokitansky综合征）在瑞典哥特堡的萨尔格林斯卡医院（Sahlgrenska University Hospital）进行了子宫移植，此后经过辅助生育分娩一健康男婴。

其子宫来自她的母亲，一位健在的、经历过两次分娩的61岁女性。这是世界上首例子宫移植后分娩的报道。

（三）性发育异常相关的罕见病

性发育异常是指性染色体异常、性腺发育异常和性激素异常（合成与受体异常）。这一大类疾病包括了很多罕见病，如著名的特纳（Turner）综合征、克氏（Klinefelter）综合征、性腺发育不全、真两性畸形、先天性肾上腺皮质增生、17-羟化酶缺乏等多种疾病和综合征。在妇产科领域，对于这些罕见病的诊断、治疗和生育功能的保护已经非常清晰、明确了。如果管理得当，患者预后也相对良好。恰恰可能是因为这些疾病的诊断和处理比较成熟、预后良好，导致了这类罕见病（除了21-羟化酶缺乏症）均未进入第一批罕见病目录。即便如此，这些罕见病仍然存在诸多棘手之处，主要问题包括：产前筛查和诊断，相关生殖道畸形的变异的手术治疗，社会心理和身份识别，性生活能力与质量，生育能力与功能，激素治疗与恶性肿瘤风险等。临床无小事，尽管这些罕见病并不需要特别的"孤儿药"进行治疗，但是其背后的诊断、处理及其长期随访都需要极其专业的医疗人员担任和执行，这些疾病的潜在机制和新型诊疗方案也亟待开发。

（四）妇科肿瘤相关的罕见病

在妇科肿瘤领域，与遗传机制相关的综合征包括遗传性乳腺癌卵巢癌综合征（与 *BRCA1/2* 基因突变有关）、Lynch综合征（遗传性非息肉病性结直肠癌，与错配修复基因突变有关）、Li-Fraumeni综合征（与 *TP53* 基因突变有关）、多发性错构瘤综合征（Cowden综合征，与 *PTEN* 基因突变有关）和普-杰综合征（Peutz-Jeghers综合征，与 *STK11* 基因突变有关）。从发病率上看，这几类综合征都可以算是罕见病。不过目前仅有普-杰综合征进入了第一批罕见病目录。在二代测序时代，这些综合征的诊断相对比较容易，且多属于常染色体显性遗传。因此，妇科肿瘤遗传咨询和诊断的作用非常重要。这些疾病不仅累及女性生殖道系统，还会涉及乳腺、前列腺、胰腺、胃肠道、皮肤、骨骼等多器官系统。所以多学科合作的意义非常关键。

目前国内还缺少妇科肿瘤遗传咨询和检测的统一方案、标准与指南。以遗传性乳腺癌卵巢癌综合征为例，尽管美国国家癌症综合治疗联盟（NCCN）指南的建议非常成熟，但国内仍然缺少共识和指南指导相应的工作，对于突变基因携带者的随访、预防性治疗均处于初始阶段，相关靶向药物的开发和应用也相对滞后。治愈其他更为少见的妇科肿瘤遗传综合征，其临床和基础研究仍然存在很多空白和缺陷。

三、关于罕见病的研究

北京协和医院及其妇产科系全国疑难重症的诊治中心，据统计，从1987年2月至1999年12月，全院诊治的病种是1683种，仅1例病种者532例，非常罕见病30例，包括艾滋病，以及2003年的SARS的诊治。产科的高危孕产妇占60%～70%。

根据北京协和医院的经验，中国罕见病研究需秉承协作、创新的原则，从"构建协同创新网络、建设国家级罕见病数据库与知识库、推进技术创新探索、促进专业人才培养、推动患者关怀和搭建国际合作平台"几个方面入手，推进罕见病事业发展。在妇产科罕见病的研究领域，在上述大框架系统中，以下几点是值得关注的。

（一）重视罕见病的临床研究，提高诊疗水平

归根结底，罕见病的研究还是要回到临床，解决患者的切实问题。罕见病的低发病率不应成为罕见病诊疗困难的瓶颈。随着对罕见病临床的重视，在更多维度和更大平台上的信息分享和知识共建，罕见病必将逐渐成为"少见"甚或"常见"的问题，有成熟流畅的诊疗流程，有高效到位的药物供应，有稳定发展的随访检测。在这方面，性发育异常相关疾病是比较典型的例子。随着对生殖内分泌系统和染色体结构功能的深入了解，既往大家并不熟悉的疾病、综合征，慢慢成为教材上的经典问题，对其明确的诊断和鉴别诊断方案、治疗措施和随访结果，成为医疗工作者甚至医学生应该掌握的临床知识点。

（二）打破专业屏障，实现多学科合作

罕见病之所以上升到比较重要的地位，并不仅仅是其"罕见"，更多的还是因为其对患者健康及国民健康与社会健康导致的多方面影响。预估我国有1200万以上的罕见病患者，80%是遗传病，还是1～5岁儿童死亡的主要原因。牵一发而动全身，单基因疾病问题也许只是某个基因位点的改变，但它引发的代谢、发育、生殖和生存问题却牵涉极广。也许不久的将来会出现有效和安全的基因编辑和治疗方案，但目前多学科的管理仍是治疗学上的关键和重点。以妇科肿瘤遗传咨询门诊为例，在遇到携带 *BRCA1/2* 突变携带者，需要根据性别提供相应的癌症筛查和预防策略，提供生育生殖的建议（如植入前遗传诊断）。这些都不是妇产科学单靠自身能够完全解决的。

遗传性疾病的预防可以通过三级预防模式进行防控：一级预防，胚胎植入前遗传学检测（PGT）、孕前检查；二级预防，产前筛查、产前诊断；三级预防，新生儿疾病筛查。也是一个多学科与社会问题。

（三）培养罕见病研究的专门人才

尽管罕见病的深入了解终将把很多"罕见"病转化为"常见"病，但是具体到细节的诊疗，仍需要专家把控和探索。术业有专攻，罕见病的"术业"由于牵涉面广、知识点多、处理困难，更需要"专攻"的人才对其进行充分、耐心和细致的摸索。产前诊断和生殖道畸形治疗都是非常好的例子。在这些领域的浅尝辄止，并不会给患者和学科带来更多裨益。

（四）加强罕见病的基础研究，促进基础研究与临床实践的转化

如上所述，罕见病的临床工作对于医患而言都是第一位的。但如果仅停留在临床层面，则和几百年前的经验医学差别不大。为了阐释疾病病因，提供新型诊疗方案，促进患者全面健康，临床实践还是要与基础研究相结合。以遗传性乳腺癌卵巢癌综合征为例，其标志性的突变基因 *BRCA1/2* 是在1994—1995年间被克隆定位的，经过漫长的摸索和实践，30年后的2014年第一种靶向药物（多聚腺苷二磷酸核糖聚合酶抑制剂）才正式上市，圆满实现了临床—基础—临床的一个循环。不过目前，靶向药物的耐药机制则为我们提供了更大的挑战，需要再次开辟另一个转化医学的循环。

总之，罕见病的研究热情并不是赶时髦，而是当下临床医学和科研探索必须攻克的重大突破点。妇产科学中的罕见病主要集中于出生缺陷、生殖道畸形、性发育异常和妇科肿瘤。这些问题的分析和处理，就像编织一张细密的大网，笼络了学科的前沿技术和关键应用，包含了临床的深入分析和个体诊疗。因此，重视罕见疾病的诊治和研究，与提升学科水平和培养专门人才是密不可分，成为不可或缺的强大推动力。

（本文为郎景和、沈铿、李雷著文，为2019年8月"华润会议"主题讲演，发表于《中华妇产科杂志》2019年第10期。）

永远记着老师

尊敬的各位领导、老师、同事们、同学们：

毕业典礼是个节日，是个纪念日。

祝贺毕业的同学们！

致敬辛勤的老师们！

北京协和医学院年过百岁，我在这里工作了56年。协和是母亲，哺育我们几代人成长。

作为高等医学学府，协和的特点是什么？

我以为，协和的校训表达的最清楚了。"严谨、博精、创新、奉献"，高度概括和集中体现了医学的科学性和人文性，也完美地描绘了协和的历史和愿景。

严谨，博精，是科学作风、科学精神；

创新，奉献，是人文作风、人文精神。

我们可以写出一连串令人敬仰的名字：张孝骞、林巧稚、黄家驷、吴英恺、吴阶平、顾方舟等，"云山苍苍，江水泱泱，先生之风，山高水长"。先生们的背影，就是我们的前方。我们跟随其脚步，我们跻入其行列，在其中学习与工作，我们是幸运的！

我曾经在参加一个毕业典礼时，听到毕业生与导师的对话——

学生说：再次谢谢您！老师。

老师说：从今天开始，我们就是同事了。

我的体会是，做老师的，不能总以师长自居；做学生的，要永远记着老师。

我正好有一首诗，就叫《永远记着老师》，表达对先哲们、大师们的崇敬与缅怀，在这里也节录几句献给各位师生：

《永远记着老师》

教我们的人，永远记在心里，

从咿呀学语，到大学讲堂；

教我们的人，永远叮嘱着我们，

从考前辅导，到毕业留言；

教我们的人，永远是我们的底色，

从青出于蓝，到青胜于蓝；

教我们的人，永远是力量的源泉，

从托扶的双手，到坚实的双肩；

教我们的人，永远是闪烁的明星，

从扑朔迷离，到勇敢向前；

教我们的人，永远不能相忘，

从江河如逝，到日月经天……

当然，协和给予我们的，不仅是技术的锤炼，更有品质的塑造。

对于协和，此时，我还油然想起这样几句话：

一天又一天，一年又一年，

你是我的生根、你是我的向导。

你的培育，你的力量，

使我成长，一直向前远航！

我愿与大家，不负韶华，一道前行。虽然不如年轻人那样矫捷，那就让我跟在后面晒一下稳健吧。

（本文为郎景和在北京协和医学院2020年毕业典礼上的讲演。）

奋斗的历程　光辉的未来

2019年10月，我们欢欣鼓舞地庆祝中华人民共和国成立70周年大庆，现今我们又满怀豪情地迎接2020年的到来。

我们应该对70年来，妇产科学和妇女保健事业跟随祖国前进的脚步，所经历的壮丽发展，进行一次巡礼，这正是我们坚定自信的理念。

一、致敬祖国、致敬改革开放、致敬妇产科前辈

新中国成立后，祖国各方面飞跃发展，妇女保健事业和妇产科学长足进步。改革开放迎来了科学的春天，也迎来了妇产科学发展的春天。

我们也由衷地缅怀、纪念和学习对妇产科学事业作出卓越贡献的前辈师长：林巧稚、王淑贞、柯应夔、严仁英、宋鸿钊、张丽珠等。他们对妇产科学各专业的建立和发展，对围产保健、对宫颈癌防治、对绒癌根治、对生殖医学等都起到先驱与引领作用，设计了蓝图、奠定了基础。

二、建国初期，百废俱兴，从根本上改变了封建落后面貌

妇产科医生的首要任务是普及新法接生、防治产褥期疾病。1949年以前，生产确实是妇女的"鬼门关"，孕产妇死亡率1500/10万，婴儿死亡率200‰。仅1948年，南京产妇死亡率高达13%，其中50%是产褥感染。全国的产妇可达30万例，新生儿破伤风15万例。

新中国成立后，政府采取有效措施，取缔娼妓，消除性病。特别注重

"两病"防治，即子宫脱垂和生殖道瘘（尿瘘、粪瘘）。已经开始了子宫颈癌的较大规模筛查。

预防为主、移风易俗、全民爱国卫生运动等都使国民健康和妇幼卫生进入了新的里程。

三、祖国发展、科学进步、为妇女保健事业打开了新局面

中国现代妇产科学开拓者之一林巧稚大夫很早就提出"妊娠不是病，妊娠要防病。""只处理难产，不会预防难产的产科医生，其职责已经丢掉了一大半！"，这便是后来兴起的围产保健的认识基础。严仁英大夫在一个世纪的人生道路上，致力于妇产科临床、妇女保健和计划生育工作，用一片医者仁心守护了千万母婴的平安与健康，被誉为"中国围产保健之母"。宋鸿钊院士根据丰富的临床材料、进行发病机制的流行病学调查研究，提出了临床分期、各种转移诊治以及大剂量化疗的方案，并保留其生育功能，使被称为"癌中之王"的绒癌从90%的死亡率转为90%的治愈率，为中国获得了世界声誉。

人口问题及其生育是一个重要而复杂的问题，虽然我们现在讨论"二孩"或"全面开放"，但从当时中国的经济人口状况而言，计划生育乃有其特殊地位和意义。包括国际范围内都承认这一令人瞩目的成就。我国妇产科学和计划生育工作者功不可没。

四、改革开放、中国的妇产科队伍走向世界

1995年6月1日国家发布了《中华人民共和国母婴保健法》对婚前、妊娠期、产期保健和产程提出了法律保障。我们接受了"生殖健康"的国际流行观念，注重生育调节、生殖健康全过程安全性的保证。

张丽珠教授于1988年缔造了中国大陆第一例试管婴儿（IVF-ET），表明对生殖过程的深入认识和对不孕症治疗的新手段。迄今已有478家生殖中心和大约20万（截至2012年）试管婴儿诞生。

妇科肿瘤的防治也出现了新局面，在公众教育、筛查、早诊早治以及预防等方面都有新的进展。

宫颈癌的防治逐渐规范，中国的筛查方案已向"一带一路"诸国推广。子宫内膜癌发病率上升、筛查已是当务之急；卵巢癌早诊早治、晚期及复发乃为重点攻克堡垒。

值得提出的是妇科内镜技术业已成为妇产科医师的必备技能，无论从理念上，还是会议上和手术中，中国学者已居世界领先行列。在单孔腹腔镜（LESS）、自然腔道手术（NOTES）以及机器人手术，应用于Ⅰ～Ⅳ各级手术。

近年，大力推行了妇产科疾病的"四化"，即规范化、个体化、微创化和人性化。已经两版编撰出台100余种规范、指南和共识，并于全国各地宣讲和推广。

并特别强调诊治过程中的哲学理念和人文思考，注重伦理、价值、婚育与家庭社会观念，以至美学考虑。注重组织、器官、生育、功能以及精神心理保护。

妇产科队伍亦不断壮大，已有20余万人，妇产科医生数量增加、质量提高。继林巧稚、宋鸿钊之后两院院士又有肖碧莲、郎景和、乔杰、马丁、黄荷凤。

五、新时代、新征程、新任务

为"实施健康中国战略"，为迎接两个一百年，我们将更加关爱生命、保护妇女，为他们的生存健康、生育安全和生活质量提供保障。

我们正视和解决我国严峻人口形势造成的危机：人口比率下降、生育人口下降、生育能力下降和生育意愿下降。正视和解决令人堪忧的严重出生缺陷问题，它影响人口质量，是新生儿死亡的主因，也是新生儿残疾的主因，它是社会的巨大经济负担和严重的公共卫生问题。近年，我们在筛查、防控等方面已经作出了显著的成绩，但其中的高度不确定性和风险性仍需要高度重视。

我们在子宫内膜异位症、女性盆腔功能障碍性疾病以及妇科肿瘤等防治的基础与临床研究，都面临着新的爬坡和攻坚。除了常见病、多发病的诊治外，还应面对罕见病，乃为难耐之痛、必攻之垒。

我们知道，80%的罕见病为存在基因缺陷的遗传病，致死率极高，50%在五岁前死亡，影响青少年的发育成长和身心健康，并严重影响我国人口素质和预期平均寿命。面对罕见病，妇产科又处于"先""急""难"的重要位置地位。我们的口号是"要让对母婴的关怀变得不罕见"！

我们正处在一个社会变革、科技发展的新时代。基因技术、人工智能和机器人手术可能改变人与人之间（包括医者和患者）的关系、改变人与世界之间的关系、改变人与其他物种之间的关系。但我们对人的善良和关爱没有改变，我们的初心不能忘。我们在新的一年里一定会百尺竿头，更进一步！

（本文发表于《中华妇产科杂志》2021年第1期，为主编寄语。）

医学"三思"与三思"医学"

医学是什么？医生要怎么样？医患之间应该怎么样？

这是医学人文的中心思想，或者是主要命题。也是每个医生穷其一生都要思考和实践的问题。

一、医学是什么？

医学是自然科学、社会科学和人文科学的结合。

自然科学回答事物是什么，社会科学回答人与自然、人与人的关系，人文科学强调其中的精神世界、思想或者意识，包括践行的各种活动。

医学不是纯科学。我当了57年的医生，越来越感觉医学不是一个纯粹的科学，特别是临床医学，而是三者的结合。而且，医学总是落后的，因为整个医学发展都是在其他学科的前拉后推下"爬行"。比如X射线，各种肿瘤标志物，包括分子生物学、生物化学等，进入医学被我们所利用。所以医学不可能超越，况且医学本身研究的还是一个活的人体。

因此，医学实际上是最早的、最原始的人类情感的一种表达。

我们已经到了21世纪，医学已经有了很大的发展，但是在某些国家、某些地区、某些人群甚至没有基本的生活水源或者医疗。同样的新冠病毒感染在中国与在美国和其他一些国家是完全不同的走向和结果。这一切都说明医学本身的三重性及其特殊性。

　　我们讨论医学的本源，讨论所谓终极关怀，其实是对生老病死、苦难痛殇的基本看法和基本对待。生命、死亡，可能是生物学的，可能是社会学的，也可能是哲学的。

　　人最后都要归于大地和泥土，而医学好像打破了生死这样一个自然规律。我们现在说人的平均寿命不应该是八十几岁，应该是100岁，或者120岁。这当然是一个非常复杂的问题，人们大概不会这么长寿。都这么长寿，地球承载有问题；都这么长寿，资源会有问题。一切都有一个自然规律，我们企图扭转它，大概还是不可能。

　　当前，在中国及其他国家，我们从缺医少药走过来了，可能遇到一种新的倾向，那就是过度诊断和过度治疗，或者是过早的、过多的干预。这些都需要医生从哲学角度加以思考。

　　哲学始源于医学，医学归隐于哲学。

　　我在河北一座寺庙里看过古代思想家的一句话，他说我们做事情要"通天理，尽人情，达国法"。做医生也是一样的。天理就是自然规律，疾病发生发展的规律；人情是人的思想感情、意愿、要求、家庭社会背景，就是这个人或者这个病人的情况；最后是国法，上至国家的法律法规，下到疾病诊断治疗的指南等，都是要遵循的。

　　医学面临两大特点：一是局限性，二是风险性。

　　局限性是认识的局限，因为我们认识的不一定对，就像我们对真理的探讨一样。

　　美国哲学家罗蒂讲了一句话，真理实际上就是在某一个历史阶段多数人这么看。它显然不是绝对的。也许我们终其一生或者几代人都不一定认识地对，包括疾病，包括诊断和治疗。

　　因此，一个医生不能够说什么都知道、什么都能做。曾有一个药厂的老板跟我说他的东西在美国都做过实验，从冻伤到艾滋病都能治。这句话一下就让我明白了，这不是真话。所以谈到最后，我就奉劝他一句话：你这东西也许很好，但你千万不要说什么都能治，因为什么都能治，大概是什么都不能治；千万别说没有任何副作用，因为没有任何副作用大概是没有什么作用。比如喝点水大概没有坏处，但喝多了也不行。

因此我们可以说，一个医生的注意力不能只注意病人的症状、体征，还要特别体验病人的感受，给予他关怀，这是最重要的。

一个人不可能不犯错误。要求一个医生不犯错误，大概是不可能的，但是我们要尽量不犯大错误，尽量不犯那些给病人造成伤害的错误。

《英国医学杂志》列出来60种病不需要治疗。包括没有必要采取什么方法治疗，没有确切的证据证明什么方法有效，也许不治疗比用什么方法去治疗更好，也许最好的方法是不去治疗。因为有的"病"，并不是病。

比如一些名人都有一些"毛病"，从幼年的读写障碍，到后来的精神状态都可能不同寻常。但他们是伟大的科学家、艺术家，果戈理有抑郁症？米芾有一点精神不太正常？梵高更是，一会儿想死，一会儿割耳朵……不，他们只是"非凡之人"——如果你把他当成精神病，那么这个世界上就多了一个精神病人，而缺少了一个伟大的艺术家。

所以这些争论都不是正确和错误的争论，只是人们的观点不同、看问题的角度不同而已。

二、医生做什么？

诊治、帮助、关爱是医生的真正职责！

林巧稚大夫说，医生要永远走到病床前去，做面对面的工作。临床医生不能够脱离临床，离床医生，不是好医生。不管科学怎么发展，不管影像、化验如何的全面，医生都要去看病人。

今年庆祝协和成立100年，我们学习张孝骞大夫、林巧稚大夫的一个最重要的思想，就是去看病人，去面对病人。

美国约翰·霍普金斯医院多次被评为最佳医院，但其海报上只是一个听诊器。我很有感触。听诊器让医生与患者面对面，直接对话，让双方郑重地明晰"我是你的医生，你是我的病人"——双方都是郑重的、神圣的！

现在有的医生看病根本不看病人。你的手骨折了，大夫根本没抬头，就开了检查单让你去照相。照相也对，看看是不是骨折，另外还包括复位处理。但你总得看病人，是怎么摔的？哪儿疼？连这些都没有问，这大概不是医学的方向。

一个医生应该记住奥斯勒的话，我们一定要有很好的历史洞察，要把科学和人文结合起来，要把科技进步和人道主义结合起来。

有一个病人从美国回来，她在美国做了一套肿瘤标志物检查，可以对50种癌症都能够知晓。她有三项指标不太正常，问我她会得癌症吗？我说不一定，我得全面仔细检查。

未来的世界是这样吗：如果你到医院去看病，从挂号开始，到分诊台，到做各种检查，整个医院看不见一个医生、一个护士，然后进了手术室，有两三个真正的机器人给你开刀，你干吗？我认为那不是医院，那是作坊、机械修配厂。

同样的，我们的生殖医学有很大的发展，现在有试管婴儿等。从技术来讲，用一个体细胞就可以克隆，就像孙悟空拔一根汗毛一吹就变成很多小猴子一样，这从科学角度上讲几乎是可以做到的。甚至，可以像做面包一样完成人的复制。但那还是人类吗？还有家庭吗？还有婚姻吗？还有爱情吗？

所以，这一切都可能，但都不是医学的方向。可能是科学的方向，但不是医学的方向。特别是人有思想，是不可以像对待机器那样去对待病人、对待人的。

所以，我们真需要一种医学人文的再教育。《世纪智者》是一幅世界人文智者群像图，浓缩了20世纪一百多位人类文化方面的代表人物，其中就有我们的林巧稚大夫。一个妇产科大夫，成为世界智者，跟居里夫人、爱因斯坦在一起。我想，就是她的大爱无疆。我们和许多被她教育、被她感动、被她救治的人一样，永远谨记她留给我们的珍贵礼物：对知识和技术的渴望，对真理的追求和理解，对人的同情与关爱，以及用毕生力量改善人与社会健康的智慧。同样的，我认为我们的医学人文就是改善人与社会健康的智慧，这应该是医学人文的精髓。

所以，作为一个医生，要有才、智、德，而德很重要。美国哈佛大学校长强调说，所有职场的成功者，无论是老板，还是企业家，还是校长，还是教授，大概都和人文离不开。他讲了几个非常重要的例子，都和医学人文相关，他们都有很高深的洞察力，随机应变的语言表达能力，都注重人文构建，都注重人文培养。

因此我想，我们的医学人文是非常重要、非常大有可为的。

在医疗实践过程中，一定要贯穿人文的观念，要有乐趣。美国《读者文摘》里有一个测试：什么人最快乐？第一位就是经过千辛万苦把肿瘤切除的外科医生，然后是叼着烟斗自我欣赏的画家，和正在给婴儿洗澡的母亲。这是大众对医生的看法！所以，一个医生应该得到应有的尊严并且受到尊敬，这是很重要的。

敬畏生命，敬畏自然，当然也要敬畏医学，敬畏医生，敬畏病人。

三、医患关系

医患之间要相互了解、理解和谅解。

医患矛盾这个结，可以通过三个方面来解开。

首先，要了解病情，了解人情，了解医疗，了解医生，了解医家，了解病家。

其次，要理解诊断、治疗和结果，理解不是什么病都能治好的。

最后，要谅解病人的焦虑和无助，谅解医生的困惑和无力，谅解医学的局限和无奈。

通过了解、理解和谅解，医患关系会好的，我们应该加强这方面的宣传。

我们知道，我们会遇见各种各样难治的病，也会遇见各种各样难处的病人。一个医生要心地善良，心路清晰，心灵平静。

参观奥斯勒故居，对医生的要求几乎都是人文。哲学的理念、文学的修养、音乐的梦幻、诗歌的意境、字画的神韵，一定会给医生疲惫和枯燥的生活带来清醒、灵性、愉悦、智慧和美妙。这就形成一个医生的道和场。道，就是我们的观点和原则；场，就是我们的职业环境。

医学体现真善美。大家都非常有修养、很和谐、很诚信，我想我们的工作一定会做得更好。

（本文为郎景和院士在2021年第五届中国医学人文大会上的演讲。）

重视人口发展的战略研究

习近平总书记在党的十九大报告中提出了"实施健康中国战略"，指出"人民健康是民族昌盛和国家富强的重要标志"，强调"促进发育政策和相关经济社会政策配套衔接，加强人口发展战略研究"。这就是我们的方向，这就是我们的任务！

在过去的几年里，关于生育的调适政策和策略研究，成为我们妇产科工作者的新方向；"二孩政策""三胎政策"的出台，是新的挑战，成为新任务；出生缺陷的防控研究有了新进展；以肿瘤防治为主的重大疾病防治是学科发展的关键，取得了新成就；推行妇产科疾病诊治的"四化"（规范化、个体化、微创化、人性化）有了新提高。在2019年新年伊始，尤其是关于生育水平的调适政策和策略研究，应引起我们的高度重视和着力实施。诚然，"适度生育水平"是个深刻而广泛的概念和命题，涉及人口学、社会学、医学、经济学等诸多领域，是民生问题、科学问题、社会问题之综合。不仅是学术研究，也是政府行动。要对建国后我国生育水平和相应政策进行系统回顾，总结经验，调整实施。如建国后的初始阶段、独生子女政策阶段、"单独二孩政策"阶段、"全面二孩政策"阶段，及至"开放三胎"，都应全面地、历史地、辩证地进行评估分析。同时对发达国家、发展中国家的状况，进行比照、比较分析。再经过对生育现状、生育观念、生育问题进行调查，藉以形成我们的战略、策略。

就妇产科学而论，我们需要回答"关于生的六个问题"，即：想不想生？能不能生？生多少？如何生？如何生得好？如何生个好孩子？ 对此有所调查、有所研究、有所对策、有所措施和技术。审慎、周全地考虑其中的民生、民族、国家、社会、科学、技术、经济、伦理、政策、法律诸问题，为人口发展的战略研究与政策制定提供依据。

诚如前述，适度生育水平的研究涉及广泛深刻，虽然妇产科学研究生育，却也难以"单刀赴会"。她既涉及妇产科学，又和多种亚专业交叉重叠。至少，我们可以首先理会和开展当务之急的某些研究，或者"关于生的三个方面"，比如高龄妇女再生育问题、出生缺陷的防控问题以及促进人口健康及某些相关疾病的防治或生殖功能的保护等。

首先，我国人口老龄化问题突显，2015年我国老龄人口占比已达15.5%。我国总和生育率低下，仅为1.4（正常更替生育水平为2.1），人口红利下降。而今"二孩、三胎政策"全面放开，有生育需求的高龄妇女增加，形势严峻。高龄孕产妇的并发问题及不良妊娠结局、母胎（母儿）风险明显增加。因此，提升高龄妇女助孕成功率、制定高龄孕产妇高危风险预警，以及管理规范势在必行。

其次，充分认识、高度重视出生缺陷的严重性。我国已是出生缺陷的"大国"，我国出生缺陷高达5.6%。每年新增90万例，近15年增长了74.9%，仅单基因疾病患者20万，国家医疗支出达2000亿元。出生缺陷也是5岁以下儿童死亡以及身体与智力残疾的主要原因。因此，这不仅是重大的公共卫生问题，也关乎人口质量、民族繁衍、国家富强。应该说，近年我国的遗传咨询、产前诊断技术有了显著的进展，建立了孕前—产前—小儿系列管理体系，逐渐完善了从先证复习、遗传咨询到产前诊断的规范化诊治流程。各种诊断技术精度不断提高，开展了出生缺陷的筛查，包括无创技术。但是，我们也应清醒地认识到，出生缺陷的防控依然有相当的不确定性和高度的风险性，应积极、审慎地面对和解决。要构建多平台的孕前—产前—产后出生缺陷的防控网络，形成系统工程。

最后，除了科学技术的研究和开发以外，应完善伦理、政策和法规处理程序。促进人口健康和相关疾病的防治及生殖功能保护。所有妇产科医师都应有人性化观念，即保护生理功能、保护器官功能、保护生育功能、保护精神心理健康，这对生殖健康尤为重要。在妇科疾病、妇科肿瘤的治疗中，在手术、化疗、放疗等的实施中，器官与功能的保护，特别是子宫和卵巢的保护已成为我们长鸣的警钟。

这就是我们要不断强化解决的"六个生的问题"和"三个生的方面"。我们要把临床工作和基础研究结合起来，与社会学家、人口学家、流行病学家结合起来，把我们的专业工作和国家及社会的利益与发展，以及国家的大政方针结合起来，提升我们工作的效益和意义。应该说，这就是我们对人的善良、同情和关爱，以及用毕生力量改善人与社会健康的智慧！

（本文发表于《中华妇产科杂志》2019年第1期，为新年致辞。）

微无创是医学方向

国际微无创医学会成立七年有余，微无创医学事业方兴未艾，微无创医学活动如火如荼。实践证明，发展微无创医学有三个基本要点。

一、树立、强化微无创理念和观点

医圣希波克拉底早已有言"首先，请你不要损伤！"这是医学，特别是外科的基本原则和人文理念。我们对病人实施治疗或者进行手术，就是不要损伤、减少损伤。我们甚至提出"四个保护"，保护组织、保护器官、保护功能、保护精神。这对病人十分重要，这对医生也十分重要。从侵袭性到保护性，这不仅是技术的革命，更是理性的升华。我们已经为成千上万的子宫肌瘤、子宫腺肌瘤病人保护了子宫，打赢"子宫保卫战"，而不是"一刀切"。

二、建立、推广微无创技术和方法

这在近年有了很大发展，从内径到高强度聚焦超声术（HIFUS），从多孔、单孔到自然腔道（NOTIS）或者自然腔道取除手术标本（NOSIS）等，作为微无创医学技术一定会不断地发展，也许没有最好，但一定有更好！同时，我们要加强技术培训和队伍建设，让更多的医生更好地掌握微无创理念和技术。

三、形成、发展微无创交流和合作

国际微无创医学会就是交流与合作的最好见证和组织形式。各个国家、不同专业的同道们都携起手来和谐友好、交流互助，这很符合建立人类命运共同体的伟大行动。我们一道提高、发展理念，追求、完善技术。

我相信我们共同努力，一定会把微无创事业发展得越来越好、越来越快！

（本文为郎景和院士作为荣誉主席在 2021 年国际微无创外科协会上的开幕致辞。）

健康世界，世界健康

　　健康比其他任何东西都重要和宝贵，健康是生命力！人们对健康有不同的理解，医学家对健康的定义过于书卷气。其实，健康只是在有病或某种不适而力不从心时方能悟然的一种感受。遗憾的是，人们对未病时的良好感受太不珍惜，或者，这种良好感受又可能有隐患藏匿。

　　医生的责任是告诉人们，什么是真正的健康和如何保持健康。防患于未然是最重要的，所谓"以弥病于将然为先，而攻治为后"。健康又是多方面的：身体的、精神心理的，健康还需要有良好的环境，是健康的人创造世界健康，还是健康世界保障人健康？应该是相辅相成的。

　　杂志如林，百舸争流。读者或许曾经沧海难为水矣，而编者又何尝不求闻达于"诸侯"！无论怎样，我们将向你奉献一片爱心与真诚，呈现一片健康的世界。

　　　　　　　　　　（本文为《健康世界》新版主编发刊词，2021年。）

后记

我的确写了不少序言，甚至可以编成第二部序言的专辑了。我曾与人调侃或自嘲道，我已经不太会写书，而只会写序了。当然，我认为写序可不简单，也未必比写书容易。

我在为别人的书写序时，也获得不少教益。至少有三点：

其一，写序"强迫"我去读书。读原著，读有关的参考书。有些是自己熟悉的专业，有些却是非常新颖的题目和内容。其二，"强迫"我去学习。在为别人的书写序时，学习了很多，领域很广泛，可以说有不少是跨界的，而这正是我渴望学习、求之不得的，是一次非常好的机会。其三，为别人写序，还"强迫"我自省，做一番自我检讨，自我反思，自我修养。可以看出自己知识的不足和技术的偏颇，可以鉴甄自己思想的维度和人生的缺憾。书作者、书内容是铜镜，一次难得的"照度"。

这部序言与第一部有两点不同：第一，从内容上，除了序言之外，也加入了一些较为重要的讲演和专论，是在之前未曾纳入书著的；第二，题目的顺序不是按时间，而是按内容分为三类，即关于专业与学术，关于医学与人文，关于对话与讨论，使之更加有学术性和可读性。这应特别感谢编辑朋友的建议和安排。

写了不少序言，我深有体会的是写序有四个字最为重要，就是认真与尊重。认真阅读作者的书，认真回味叙述的故事，认真书写一篇读后感。这使我想起著名的医学家、医学教育家吴阶平先生（我曾获2022年"吴阶平医学奖"），他在为我的一部书做主审和写序时，专门给我写了一封三页纸的信，其中有一句话如是说，"郎大夫，你让我来审稿和写序，算是给你添麻烦了，我可不做空头的评论家"。他非常认真、非常细致地读我的书，写他的序，堪称楷模。所谓尊重。当然要尊重作者，也是尊重读者。我们通常都希望别人尊重自己，其实，首先是要尊重别人，审慎自己。写书、读书，写序、读序，就是一个相互尊重，相互学习的过程。

于是，我萌生了一个想法和结论，我愿意写序，愿意好好写序。我想，我还应该有第三部关于序的专辑。一定会有。

郎景和

二〇二三年秋